Schuhmode und Gesundheit

von

Dr. med. K. Sigg, Binningen
Leiter der Poliklinik für Venenerkrankungen
des Frauenspitals Basel
Beratender Arzt für Venenerkrankungen
am Kantonsspital in Liestal

und

Dr. med. F. Oesch, Bern
Stadtarzt in Bern

Mit 25 Abbildungen

Springer-Verlag Berlin Heidelberg GmbH 1958

Alle Rechte, insbesondere das Recht der Übersetzung in fremde Sprachen, vorbehalten.
Ohne ausdrückliche Genehmigung des Verlages ist es auch nicht gestattet,
dieses Buch oder Teile daraus auf photomechanischem Wege (Photokopie, Mikrokopie)
zu vervielfältigen.

ISBN 978-3-8070-0243-9   ISBN 978-3-642-88144-2 (eBook)
DOI 10.1007/978-3-642-88144-2

© by Springer-Verlag Berlin Heidelberg 1958
Ursprünglich erschienen bei J. F. Bergmann, München 1958.

Die Wiedergabe von Gebrauchsnamen, Handelsnamen, Warenbezeichnungen usw. in diesem Buch berechtigt auch ohne besondere Kennzeichnung nicht zu der Annahme, daß solche Namen im Sinne der Warenzeichen- und Markenschutzgesetzgebung als frei zu betrachten wären und daher von jedermann benutzt werden dürften.

Inhalt

Einleitung 5

Historischer Überblick 7

Gesunde Füße oder Modeschuhe? 12

Diskussion 34

Ratschläge 53

Literatur 55

Einleitung

Die Reaktion auf den Artikel „Mode und Gesundheit" in der „Tribüne" der „Basler Nachrichten" vom 4./5. August 1956 war sehr rege und ist vor allem sehr positiv ausgefallen, trotz der Behauptung fast sämtlicher Schuhfabrikanten, daß die anatomisch einwandfreie und für die Gesundheit der Füße zuträgliche Schuhform dem Geschmack des Publikums nicht entspreche und deswegen auch nicht verlangt werde. Natürlich werden die Modediktatoren immer ihre Gefolgschaft haben, mag es ihnen auch weniger um die gesundheitliche Zuträglichkeit ihrer Modelle gehen als darum, durch raschen Wechsel der Mode die Kauflust anzuregen. Doch wie aus der Diskussion in der „Tribüne" (s. S. 34) hervorgeht, ist das Bedürfnis nach gesunden Schuhen, aller Mode zum Trotz, weit verbreitet. Es sollte daher möglich sein, jenen Fußgängern, denen ihre Füße lieber sind als der letzte Schrei der Mode, zu gut gebauten und bequemen Schuhen zu verhelfen. Darum halten wir es für richtig, den Aufsatz mit den Diskussionsvoten in den „Basler Nachrichten" vom 18./19. August 1956 und deren Beantwortung (die leider in der „Tribüne" nicht mehr aufgenommen werden konnte), ergänzt durch einen kurzen historischen Überblick, als kleines Heft im Druck erscheinen zu lassen. Dies gibt uns auch Gelegenheit, einige Abbildungen, die zur Illustration und besserem Verständnis von Nutzen sind, einzufügen.

Seit mehreren Jahren ist ja in Deutschland bereits auf den Nachteil der modernen Fußbekleidung durch namhafte Ärzte und Orthopäden aufmerksam gemacht worden, hauptsächlich durch die Professoren HOHMANN und THOMSEN und Dr. MARG. SCHMIDT-SCHÜTT. Ferner wurde versucht, in den deutschen Fußgesundheitswochen 1953 und 1954 eine gute, für den Fuß unschädliche Schuhform zu empfehlen. Auch der soziale Gesundheitsdienst in England warnte kürzlich die Frauen vor dem Tragen hoher Schuhabsätze, da dies zu unheilbaren orthopädischen Spätschäden führe. Trotz alledem nehmen gerade in den letzten Jahren die schädlichen, der natürlichen Form des Fußes nicht entsprechenden Damen- und Herrenschuhe überhand. Es ist deshalb nötig, die Frage der Fußgesundheit und guter Schuhe immer wieder zu erörtern, damit sie nicht zur Ruhe kommt und die Frau nicht der Meinung ist, der Modeschuh sei ein fußgerechter Schuh. Obwohl wir uns nicht anmaßen, selbst die unvernünftigsten Launen der Schuhmode nur einen Deut ändern zu können, hoffen wir doch, diese Veröffentlichung diene nicht nur dem Publikum als kleiner Anstoß, fußgerechte und für die Gesundheit nicht schädliche Schuhe zu tragen, sondern auch den Schuhfabrikanten als Ermutigung, solche Modelle wenigstens versuchsweise einmal herzustellen.

Herrn Prof. Dr. A. HEIM und Frau Dr. MARG. SCHMIDT-SCHÜTT möchten wir für die Überlassung der Fußumrisse und Fräulein E. SPINNLER für ihre Mithilfe herzlich danken.

Historischer Überblick

Das Wort „Schuh" wird von dem altindischen „scutani" „bedeckt" hergeleitet und ist im Deutschen dem Wort „schützen" verwandt[2]. Der Schuh soll schützen, nicht schaden!

An verschiedenen Stellen der Erde sind, unabhängig voneinander, je nach Klima, Tätigkeit des Trägers und Beschaffenheit des Bodens, Fußbekleidungen als Schutz gegen Verletzungen, Schlangenbiß, Nässe und Kälte entstanden: In den heißen Ländern vorwiegend Sandalen, in kälteren Gegenden eher Schuhe und Stiefel, doch durchdringen sich die Verbreitungsgebiete.

Die früheste bekannte Schuhdarstellung geht ins 4. Jahrtausend v. Chr. zurück und wurde in Obermesopotamien gefunden[3]. Aus ägyptischen Königsgräbern, ca. 3000 v. Chr., stammen die ältesten erhaltenen Sandalen. Diesseits der Alpen sind Schuh- und Stiefelamulette aus dem 4. Jahrhundert v. Chr. erhalten (frühe Eisenzeit, Hallstatt).

Die Sandalen waren von unterschiedlichem Typus; insbesondere aus Ägypten sind wunderbar fußgerechte Formen erhalten. Sie wurden aus Holz, Leder oder einem Flechtwerk aus pflanzlichen Faserstoffen hergestellt. Man befestigte sie entweder einfach mit einem Zehenpflock zwischen der großen und der zweiten Zehe oder mit Riemen, deren einer zwischen der großen und der zweiten Zehe durchgeführt und oberhalb des Sprunggelenks an einem Querriemen befestigt wurde.

Die Griechen verwendeten Fußbekleidungen nur zum Ausgehen, neben Sandalen (Abb. 1) auch verschiedene Stiefelarten[2]. Im Hause gingen sie immer barfuß. Allgemein bekannt ist der

---

[2/3] Die kleinen Zahlen im Text beziehen sich auf das Literaturverzeichnis auf S. 55.

Kothurn, der einzige überhöhte Schuh der Griechen. Er wurde nur von Schauspielern getragen. Seine Überhöhung erfaßt die ganze Schuhsohle, nicht nur den Absatz, und erreicht oft 10 cm und mehr.

Auch die Römer gingen viel barfuß, trugen jedoch im Hause auch Sandalen. Zu Märschen benützten sie die sogenannten „caligae" (Abb. 2), eine Art Soldatenstiefel, zum Teil auch

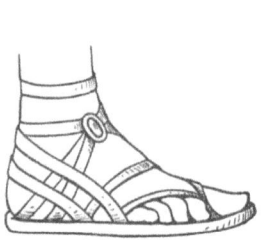
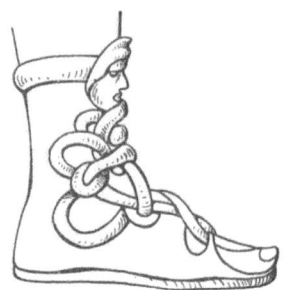

Abb. 1. Griechische Sandale   Abb. 2. Römische Caliga

genagelte Sandalen. Dagegen bedeutete das lateinische „aestivalis", von dem unser „Stiefel" sich ableitet, ursprünglich einen sommerlich leichten Schuh. Leicht und niedrig war auch der „calceus", eine Art Halbstiefel, sowie der „soccus" genannte Halbschuh. Als sicher bezeugt ist ferner, daß etwas klein geratene Römerinnen sich einer kothurnartigen Nachhilfe für ihre Statur bedienten.

Bei den Germanen finden sich in vorrömischer Zeit die Bundschuhe, die über dem Rist durch eine Schnur oder einen Riemen zusammengehalten waren, später auch der aus dem römischen „soccus" entstandene „Socken", ein anliegender, niedriger Schlüpfschuh, der übrigens im französischen Sprachgebiet heute noch in den Holzschuhen der Wäscherinnen, den „socques", weiterbesteht.

Wann die Strümpfe erfunden wurden, wissen wir nicht. Der älteste erhaltene Strumpf stammt aus Ägypten, aus byzantinischer Zeit. Er war mit einem besonderen Fach für die Großzehe ausgestattet und erlaubte so den Zehen freie Beweglichkeit, ohne sie seitlich einzuengen.

Anfänglich muß der Schuh abergläubische Verehrung genossen haben, als schützender, wärmender und wohl auch heilender oder Heilung fördernder Gegenstand. Dafür zeugen Votivdarstellungen, Amulette und Trinkgefäße in Schuhform aus frühester Zeit und aus verschiedenen Ländern. Oft findet sich auf Amuletten der Schuh neben der Sonne oder einem Sonnensymbol, ein Zeichen für die Wertschätzung, die er genoß. Wurde die Sonne als ein Leben-, Licht- und Wärmespender verehrt, so der Schuh als ein Wärmespender und Gesunderhalter, als ein Schutz vor Unglück. Auch galt er seit den ältesten Zeiten als ein Rangabzeichen. Die Hierarchie in der Schuhtracht dürfte erst durch die französische Revolution hinweggefegt worden sein.

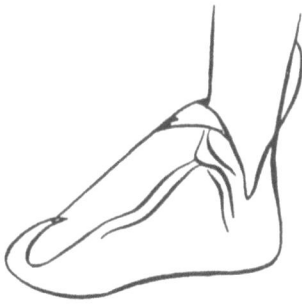
Abb. 3. Schnabelschuh 1410

Mit der Vermischung römischer und germanischer Kultur im Mittelalter entwickelte sich eine in ganz Europa gültige Mode. Während aber die vornehme Welt den spitzen Schlüpfschuh trug, der sich im 14. Jahrhundert zu dem ganz schmalen und unnatürlich lang ausgezogenen Schnabelschuh (Abb. 3) entwickelte, waren den Werktätigen von Gesetzes wegen nur Bundschuhe oder Socken erlaubt, sofern sie nicht überhaupt barfuß gingen. Nach geschriebenem Gesetz durfte der Schuh um so länger sein, je höher der Rang des Trägers. Schließlich wurde er so lang, daß die Schnabelspitze mit einer Schnur oder einem Riemen am Schuhschaft oder auch an einem über der Wade sitzenden silbernen Kettchen befestigt werden mußte, damit der Träger überhaupt gehen konnte.

Um die oft kostbaren Schuhe vor Beschmutzung und Nässe zu schützen, benützte man bei schlechtem Wetter hölzerne, oft durch zwei Querstege etwas erhöhte Unterlagen, die sogenannten „Trippen", deren späte Nachkommen wir heute noch als „Zoccoli" kennen.

Anfang des 16. Jahrhunderts kam in Europa ein anderes Extrem, die Mode der Bärenklauen (Abb. 4) oder Kuhmäuler auf, Formen, die, vorne sehr breit, oft sackartig gebauscht, vielfach geschlitzt und in verschiedenfarbigem Tuch oder Leder

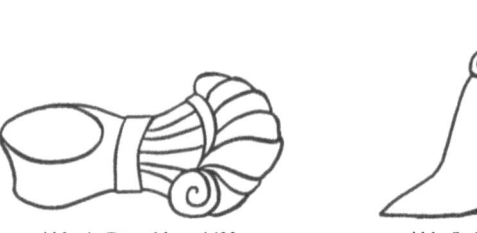
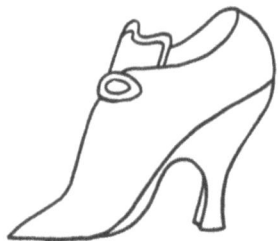

Abb. 4. Bärenklaue 1490   Abb. 5. Louis XV. Schuh

gearbeitet, wahrscheinlich die bequemsten modischen Schuhe darstellten, die je getragen worden sind.

Bis zu Beginn des 17. Jahrhunderts war der Absatz unbekannt, so unvorstellbar uns dies heute vorkommen mag. Bald nach 1600 eroberte er aber ganz Westeuropa. Mit der führenden Stellung Frankreichs in der Mode kommen Schuhe und hohe Stulpstiefel mit Absätzen und großen Rosetten oder Schleifen auf. Unter Ludwig XIV., dem Sonnenkönig, erreicht der Absatz schon eine beträchtliche Höhe. Die Zeit Ludwigs XV. brachte dann stark erhöhte Absätze (Abb. 5), wogegen das ausgehende Rokoko unter Ludwig XVI. wieder niedrigere, aber sehr geschweifte Absätze bevorzugte, allerdings unter Beibehaltung der spitzen Schuhform. Schon 1783 mußte deshalb der holländische Anatom und Arzt Petrus Camper schreiben, die Sorge für die Füße der Pferde und Ochsen erstrecke sich bis auf Kleinigkeiten, während der menschliche Fuß vernachlässigt und den Gesetzen einer lächerlichen Mode und einem verdorbenen Geschmack preisgegeben werde, und er bricht in den Klageruf aus: „Ich möchte wissen, mit welchem Recht die Schuhmacher es sich erlauben, ihren Mitbürgern täglich eine wahre Tortur anzutun, die sie sich auch noch teuer bezahlen lassen!"

Die französische Revolution räumte mit dem Absatz auf, ebenso sind Empire- und Biedermeierzeit ohne ihn ausgekommen. Allerdings näherte sich die Schuhform wieder dem mittelalterlichen Schnabelschuh.

Nach 1848 kam der Absatz wieder auf und hat zeitweise, wie eben jetzt, eine unvernünftige Höhe und Form erreicht. Die Schuhmode von heute steht wieder ausgesprochen unter dem Einfluß der französischen Mode zur Zeit Ludwigs XV.

In früheren Zeiten leisteten sich wenigstens nur Leute den Luxus, die Torheiten der Schuhmode mitzumachen, die nicht auf ihre Füße angewiesen waren, sondern sich meistens zu Pferd, in der Sänfte oder im Wagen fortbewegten. Heute aber sind wir alle gezwungen, ungeeignetes Schuhwerk zu tragen, weil fußgerechte Alltags- und Arbeitsschuhe kaum mehr aufzutreiben sind. Möchte sich doch die Erkenntnis wieder mehr Bahn brechen, daß der Schuh dem Fuß zum Schutz und nicht zur Qual gegeben ist!

Gesunde Füße oder Modeschuhe?

Beschwerden, die von Platt-, Knick- und Spreizfüßen, Verbiegung der großen Zehe nach der Kleinzehenseite hin (Hallux valgus) oder Hühneraugen herrühren, sind heute alltägliche Leiden[9]. Diese Deformitäten trifft man bei Frauen, wegen ihrer Vorliebe für modisches, in seiner Form meist unzweckmäßiges Schuhwerk, viel häufiger als bei Männern[15]. Als Folge davon müssen sich sehr viele Frauen täglich mit Einlagen und Spreizfußunterlagen herumplagen, Gummipolster zwischen die verbogenen Zehen legen, alles Unannehmlichkeiten, die beim Tragen von guten Schuhen kaum nötig geworden wären.

Der menschliche Fuß ist zum Gehen geschaffen, zum Gehen auf dem natürlichen, elastischen Wald- und Wiesenboden mit seinen Unebenheiten, wodurch immer wieder andere Muskelgruppen beansprucht werden. Das Fußskelet bildet sowohl ein Längs- als auch ein Quergewölbe. Dadurch kann der Fuß das Körpergewicht federnd auffangen. Ist das Längsgewölbe eingesunken, so entsteht der Plattfuß, während es bei Abflachung des Quergewölbes zum Spreizfuß kommt. Mit diesen Fußveränderungen können Belastungsstöße nicht mehr aufgefangen werden. Der Fuß wird bei jedem Schritt unelastisch gegen den Boden gedrückt. Es entstehen im Laufe der Jahre Gehschwielen, rasche Ermüdbarkeit und Veränderungen in Fuß-, Knie-, Hüft- und Wirbelgelenken.

Leider ist die Lebensweise des modernen zivilisierten Menschen geradezu darauf ausgerichtet, die Muskeln und Bänder des Fußes verkümmern zu lassen: Dem Städter ist es heute kaum mehr möglich, werktags den Asphaltstraßen zu entrinnen. Wir alle wissen aber, wie ermüdend längeres Gehen auf solchen Straßen ist. In den sogenannten Stehberufen werden die Füße so überlastet, daß besonders im Lehrlingsalter oft Plattfüße entstehen. Weitaus die meisten Berufstätigen aber sitzen zur Arbeit, sie sitzen auch oft beim Vergnügen, ja selbst den Weg zu beiden legen sie meist sitzend zurück. Es leuchtet ein, daß so die Füße ihre Leistungsfähigkeit verlieren und verkümmern[19].

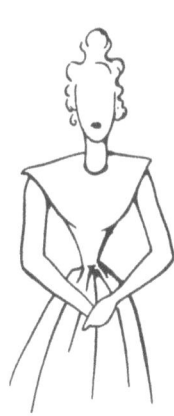 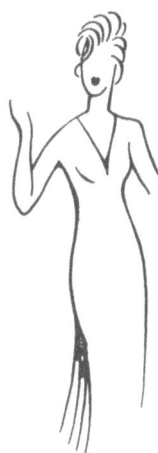

Abb. 6

Gesundheitsschädigende Kleidungsstücke (einschnürende Röcke, Korsetts) führten früher bei vielen Frauen zu Leber- und Darmkrankheiten

Diese schädigenden Modeunsitten sind bei den heutigen Frauen weitgehend verschwunden

Nun sollte man meinen, es wäre die selbstverständliche Aufgabe der Fußbekleidung, die Not der Füße zu lindern, ihnen zu helfen, soweit dies nur immer möglich ist. Statt dessen tragen wir Schuhe, die in ihrem Schnitt der natürlichen Form des Fußes gar nicht Rechnung tragen, die Zehen zusammenpressen, in falsche Richtung drücken und ihnen jede Bewegungsfreiheit rauben. Es ist verständlich, daß unter solchen Umständen die Freude am Gehen überhaupt verschwindet. Asphaltstraßen und anhaltendes Stehen oder Sitzen sind meist unvermeidbar. Anders verhält es sich mit der Fußbekleidung.

Während die mittelalterlich anmutenden engen Mieder und stark einschnürenden Röcke (Abb. 6), die oft Leber und Milz so schädigten, daß Zirkulationsstörungen und schwere Blutarmut

(Chlorose) entstanden, mit Recht verschwunden sind, werden insbesondere auf dem Gebiet der Damenschuhe leider immer noch wenig zweckmäßige, gesunde Formen geschaffen. In den letzten Jahren wird sogar der bisher meist gut geformte Herrenschuh durch spitze Formen verunstaltet. Auf die Frage, ob diese modischen Schuhformen dem Käufer gesundheitlich zuträglich seien, wird gar nicht oder dann erst in zweiter Linie Rücksicht

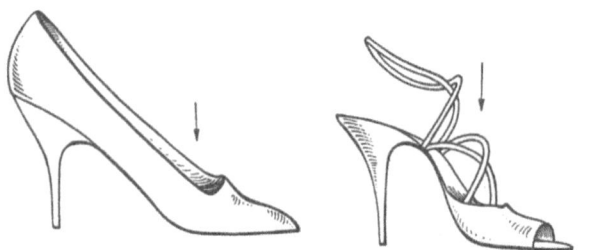

Abb. 7. Schlechte moderne Schuhe. Die ganze Körperlast liegt auf dem Vorfuß

genommen. Gewisse Reklamen versuchen sogar, diese neuen Schuhmodelle als gesund und physiologisch anzupreisen, während es in Wirklichkeit Schuhe, die nach dem Fuß gearbeitet sind, kaum gibt.

Die Mode hat etwas Triebhaftes, sie schafft merkwürdige Schönheitsideale und Schuhformen (Abb. 7), die mit einem anatomisch normalen Fuß und seiner physiologischen Aufgabe kaum mehr etwas zu tun haben. Dennoch setzt sie sich durch, allen vernünftigen Gegenargumenten zum Trotz. Solche Modelaunen, die manchmal zu Torheiten ausarten, werden oft zur Tarnung einer gewissen geistigen Dürftigkeit übernommen. Die modische Maskerade deckt allzuoft Mängel der Persönlichkeit und die Unfähigkeit, höhere Werte zu erstreben. So schreibt Dr. SUTERMEISTER[17]: „In der Mode leben sich derart elementare Instinkte (soziale Geltung, sexuelle Partnerwerbung als biologische Hauptaufgabe des Weibes usw.) aus, daß man ihrethalben gerne die eigenen Füße grausamer als seine ärgsten Feinde behandelt. Je nüchterner und rationalisierter das von der

Männerwelt beherrschte Berufsleben wird, desto irrationeller, affektiver gebärdet sich die von jeher schon in Extremen wechselnde Frauenmode. Schon LEONARDO DA VINCI schrieb in seinem ‚Trattato della pittura': ‚Ich erinnere mich, in meiner Knabenzeit gesehen zu haben, wie alle Leute, groß und klein, Kleider mit ausgezackten Rändern trugen, oben, unten und zur Seite. Und das dünkte sie damals eine so schöne Erfindung, daß sie die Zacken nochmals auszackten. So trugen sie die Kapuzen und die Schuhe, und die vielfarbigen, ausgezackten Hahnenkämme guckten aus allen Hauptnähten der Kleider heraus. Dann kam wieder eine andere Zeit, und es fingen die Ärmel an zu wachsen, und sie wurden so lang, daß jeder allein länger war als der gesamte Rock. Nachher begannen sie die Röcke um den Hals her so hoch zu machen, daß sie zuletzt den Kopf damit bedeckten, und dann wieder schnitten sie die Kleider so tief aus, daß sie sich auf den Schultern nicht halten konnten. Später wurden die Röcke so lang, daß die Leute immer beide Arme voll Tuch trugen, um nicht mit den Füßen darauf zu treten, und endlich fielen sie in das andere Extrem und zogen Kleider an, die ihnen nur bis an die Hüften und Ellenbogen gingen und so eng waren, daß sie die größte Pein litten...' Alles Extreme kann den Mann erregen, und diese Betonung des Gefühlsmäßigen, Irrationellen durch die weibliche Kleidung wirkte von jeher als eine Art ‚Erholungsregression' gegenüber der zunehmenden männlichen Intellektualisierung."

Darum ist es so schwierig, solchen Auswüchsen entgegenzutreten und oft zwecklos, mit Worten und Argumenten gegen den Unverstand anzukämpfen. Der Streit in der Schuhmode geht um die Höhe des Absatzes, die Härte des Oberleders, um weiche oder harte Sohlen; niemand aber beachtet die so wichtige Breite und Höhe der Kappe und die gerade Innenlinie des Schuhs (Abb. 8), die allein die Streckstellung der Zehen ermöglichen und ihnen die nötige Bewegungsfreiheit gönnen. Darauf aber kommt es an, soll der Fuß vor grober Deformierung bewahrt bleiben. Natürlich haben, neben diesen Hauptforderungen, ein breiter, flacher Absatz und ein möglichst weiches Material für Sohle[6] und Oberleder ihre große Bedeutung. Prof. HOHMANN verlangt von einem guten Schuh, daß er die freie Tätigkeit der die Zehen und den Mittelfuß bewegenden Muskeln ermögliche: „Dies geschieht durch den möglichst geraden Schnitt der Sohle an der Innenseite, mit genügender Breite auch an der Kleinzehenseite, so daß ein Zusammenpressen der Zehen vermieden wird. Ein Schuh, der es nicht erlaubt, daß man darin die Zehen in einem gewissen Grade beugen kann, ist zu eng. Die meisten Schuhe der Damen erlauben keinerlei aktive Bewegung der Zehen im Schuh. Die Zehenmuskeln können nicht zur Wirkung kommen, weil die Zehen eng aneinander gepreßt sind. Diese werden dadurch zu passiven, nicht mehr beherrschten Anhängseln des Fußes[8]." Prof. SCHEDE bestätigt: „Alle, die sich mit Schuh und Fuß ernsthaft beschäftigen, haben in der Zusammendrängung der Zehen durch den spitzen Schuh eine der Hauptursachen der Fußbeschwerden erkannt. Die Verdrängung der Zehen aus ihrer natürlichen Lage verursacht nicht nur lokale Druckbeschwerden, sondern ist auch die Hauptursache des Spreizfußes." (Von Prof. THOMSEN zitiert[20].)

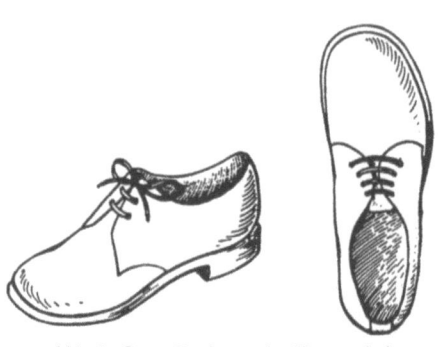

Abb. 8. Guter Knaben- oder Herrenschuh

Vor einigen Jahren schrieb Prof. DEBRUNNER[1]: „Wir stehen momentan in einer günstigen Phase der Entwicklung: Der enge, spitze, kleine Schuh auf übersetztem Absatz wird von der eleganten Welt und bald auch von der großen Menge als überholt betrachtet. Flachere Absätze und breitere Kappen sind Mode, und die junge Frau von heute trägt einen hygienischen Schuh von respektabler Größe. Man schätzt Natürlichkeit und findet sie schöner als modische Überspanntheit."

Leider erwies sich diese so schöne Voraussicht als viel zu optimistisch. Mit Ausnahme der heute (zum Glück) überall anzutreffenden flachen „Girl"-Schuhe bleibt der Absatz sehr hoch (5—10 cm). Wie weitgehend er bereits zu den fundamentalen Modeattributen gehört, zeigen die heutigen, besonders durch die italienische Mode lancierten Schuhe. Die moderne Frau glaubt, sie sei nicht angezogen, wenn sie zum Beispiel abends, zu einem Anlaß, ihre armen Füße nicht mit hohen Absätzen plagt. Es heißt nicht nur: „Zu jedem Kleid den entsprechenden Schuh", nein, „den entsprechend hohen Absatz". In solchen Schuhen verkümmert die Sohlenmuskulatur und verliert ihre ursprüngliche Kraft. Aus einem beweglichen Organ mit ausgezeichneter Anpassungsfähigkeit wird ein steifer Krüppelfuß[10], der rasch ermüdet und endgültig geschädigt ist. Zwar können wir eine Korrektur durch verschiedene Hilfsmittel bis zu einem gewissen Grade erzielen, eine Korrektur, die aber durch ungeeignetes Schuhwerk sofort wieder zunichte gemacht wird[18]. Viel wichtiger als eine solche Therapie ist daher die Prophylaxe, die Forderung nach anatomisch und physiologisch richtigen Schuhformen.

Zum Glück sind gerade in den letzten Jahren wenigstens für junge Mädchen die ganz flachen Schuhe oder Schuhe mit nur niedrigem Absatz modern geworden. Stellen wir zwei Mädchen, das eine in Schuhen mit hohen, das andere in solchen mit flachen Absätzen nebeneinander und lassen sie einige Schritte gehen: Das Mädchen mit den niederen Absätzen wird sich natürlich und beschwerdefrei bewegen und normal große Schritte nehmen, während das andere, mit den hohen Absätzen, nur kleine, trippelnde Schritte machen kann (s. Abb. 25, S. 37). Die Beine im flachen Schuh sind viel schöner geformt, weil sich die Wadenmuskulatur nicht verkrampft, wie dies beim Tragen eines hohen Absatzes geschieht. Hier wird die Wade infolge der andauernden Überstreckung des Fußgelenkes hochgezogen und verliert damit ihre abgerundete, gleichmäßige Form. Der Unterschenkel erscheint über dem Fußgelenk infolge der stark hochgezogenen Achillessehne vielleicht etwas schlanker, büßt dafür aber seine weiche rundliche Form ein. Das Mädchen mit den hohen Absätzen muß sich bei jedem Schritt anstrengen, damit seine Füße nicht seitwärts abknicken. Betrachten wir dann im Strandbad die Füße dieser jungen Dame etwas näher: Jede Zehe ist durch ein Hühnerauge verunstaltet, die Großzehe nach außen abgebogen, die Kleinzehe nach innen, die zweite meistens zur Hammerzehe verkrümmt, und die übrigen sind durch die spitzen Schuhe stark zusammengedrückt und ebenfalls nach auswärts abgebogen. Die Zehen liegen so eng aneinander, daß die Haut dazwischen kaum mehr atmen kann. (Jeder zweite Patient weist daher heute eine Fußmykose (Pilzerkrankung) zwischen den Zehen auf.) Der Vorfuß ist zu einem Spreizfuß deformiert, und über der Ferse findet sich eine harte, häßliche Hautschwiele. Diese ist durch den Schuh entstanden, der dort eng anliegen muß, damit er überhaupt hält. Das Schlimmste aber ist, daß solche Frauen nach einigen Jahren kaum noch imstande sind einen kleinen Spaziergang zu machen, weil ihnen sowohl der Spreizfuß, der Hallux valgus als auch die verbogenen, mit Hühneraugen versehenen Kleinzehen und die kranken Hüft-, Knie- und Fußgelenke starke Beschwerden bereiten. Ist das der Sinn der Mode, die natürliche Körperform so zu mißachten, daß ihre Opfer für das ganze Leben geschädigt sind?

In der Zeitschrift „Annabelle" vom September 1955 schreibt PHYLLIS DIGBY MORTON: „Schluß mit der Annahme, daß große Frauen keine hohen Absätze tragen sollten. Für den Abend wirken flache Absätze unelegant, und schon ein mittelhoher Absatz sieht reizvoller aus. Schuhe mit flachen Absätzen sind unentbehrlich für Spaziergänge, zum Einkaufen und für die Ferien." Die Verfasserin gibt also zu, daß für intensiven Gebrauch der Füße Schuhe mit flachen Absätzen unentbehrlich sind. Trotzdem ist sie dafür, daß Frauen für den Abend oder für besondere Anlässe hohe Absätze tragen sollen. Lohnt es sich wirklich, wegen dieser paar Stunden die Füße zugrunde zu richten? Die Annahme, daß ein hoher Absatz eleganter aussehe als ein niedriger, ist eine Modeansicht, also wandelbar und könnte sich so unerwartet ändern wie jene über das Tragen enger Mieder. Die Tänzerin Lilavati bemerkt in der „Schweizer Illustrierten" Nr. 8, vom 20. Februar 1956: „Unter den Europäerinnen gibt es so viele schöne Frauen, aber es macht ihnen gar nichts aus, wie Enten daherzuwatscheln. Die Europäerin (ebenso wie die „zivilisierte" Amerikanerin) erreicht bei weitem nicht die anmutige Gangart der Inderin." Das ist auch nicht möglich, solange sie Schuhe mit hohen Absätzen trägt: „Nur mit niederen Absätzen kann die Frau wirklich weich gehen. Die indischen Frauen verdanken ihre schöne Gangart zum großen Teil der Tatsache, daß sie auf bloßen Füßen wandeln." Wenn nur einmal flache, anatomisch richtig gebaute und trotzdem hübsche Schuhe getragen werden, dann wird auch der Gang der Abendländerin wieder anmutiger (ohne daß die von der Tänzerin Lilavati geforderten Turnübungen täglich ausgeführt werden). Allein schon aus dem Gang unserer Frauen lassen sich, ohne daß man die Schuhe überhaupt gesehen hat, Schlüsse über die Höhe der Absätze ziehen. Es ist verständlich, daß sich die Natur nicht durch Modetorheiten vergewaltigen läßt, ohne daß die Anmut der natürlichen Bewegung eine Einbuße erleidet. Eine Frau sollte nicht so sehr Sklavin der Mode werden, daß sie dieser nicht nur ihre natürliche Gangart, sondern auch die Gesundheit ihrer Füße opfert. Jede Frau wird mit sich selbst ins Klare kommen müssen, wie weit sie dem Diktat der Mode folgen will. Daß dies nicht auf Kosten der Gesundheit geschehen darf, sollte außer Frage stehen.

Frauen mit hohen Absätzen müssen zum Ausgleich für den schräggestellten Fuß eine Zwangsbeugehaltung sowohl im Kniegelenk als auch im Hüftgelenk einnehmen. Es entsteht dadurch, besonders bei leichter Ermüdung, eine unschöne Körperform, die an ein Fragezeichen erinnert. Damit wird auch eine schlanke, schöne Frauengestalt zu ihrem Nachteil verändert. Durch die erzwungene Haltung erscheint eine Frau meist kleiner, obwohl sie glaubt, durch die hohen Absätze an Größe zu gewinnen. Zudem kann sie mit hohen Absätzen nie normal gehen, sondern muß zum Ausgleich ihrer Spitzfußstellung kleine trippelnde Schritte machen. Es entsteht ein affektiertes abgehacktes Gestolper. Prof. HOHMANN schreibt dazu: „Mit dem hohen Absatz kippt das Becken nach vorne, der Oberkörper wird unter stärkerer Ausbiegung der Lendenwirbelsäule nach rückwärts geworfen. Es entsteht ein Hohlkreuz, die Kniegelenke beugen sich. So trippeln dann die Damen mit den hochgestöckelten Schuhen einher, sie werden zu Zehengängerinnen, eine

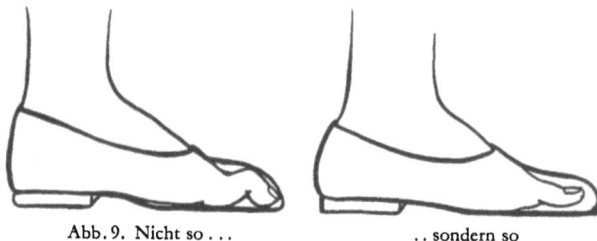

Abb. 9. Nicht so . . . . . sondern so

normale Abwicklung des Fußes kann nicht mehr stattfinden."[8] Auch TIMMER weist auf die unausbleibliche Mißbildung der Zehen durch hohe Absätze hin.

Durch die viel zu spitzen und oft zu kleinen, besonders auf der Großzehenseite stark abgebogenen Schuhe sind schwere Deformierungen des Fußskeletes (Abb. 10/11 u. 16), Hallux valgus, Spreizfuß und Hammerzehen bei unseren Frauen an der Tagesordnung.

Wer sich als Arzt mit Beinleiden beschäftigt, muß sich über den bedenklichen Zustand, in dem sich die Füße unserer Patientinnen befinden, immer wieder entsetzen. Bei Frauen trifft man die Hallux valgus-Deformität etwa 3—4mal häufiger an als bei Männern, weil diese doch immer noch (wenigstens vorläufig, aber wie lange noch?) weniger deformierende Schuhe tragen. Kommt der Hallux valgus bei Männern vor, so ist er meistens durch das Tragen zu kleiner Schuhe im Wachstumsalter (Abb. 9) bedingt. Immerhin ist zu befürchten, daß durch die gegenwärtige Mode der spitzen Herrenschuhe auch bei Männern die Fälle von Hallux

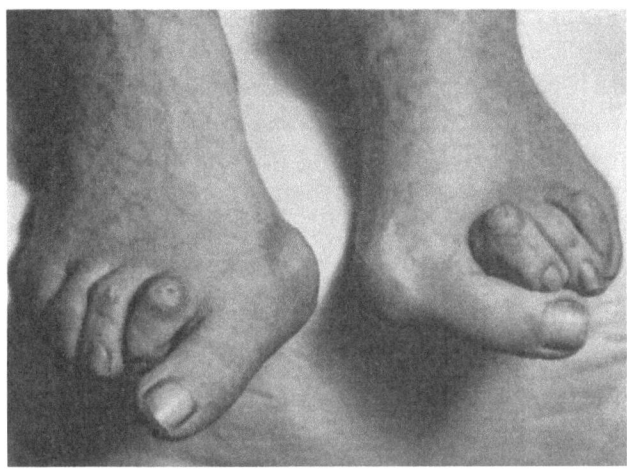

Abb. 10. Füße einer 46jährigen Frau. Schwere Spreizfuß- und Hallux valgus-Deformierung infolge Tragens schlechten Schuhwerkes in der Jugend. Die Großzehen sind stark nach auswärts abgebogen (Hallux valgus). Die übrigen Zehen werden dadurch so von ihrem Platz verdrängt, daß sie abnorme Formen annehmen (Hammerzehen). An den Großzehenballen, wie auch an den Kleinzehen entstehen Hühneraugen und schmerzhafte Schwielen

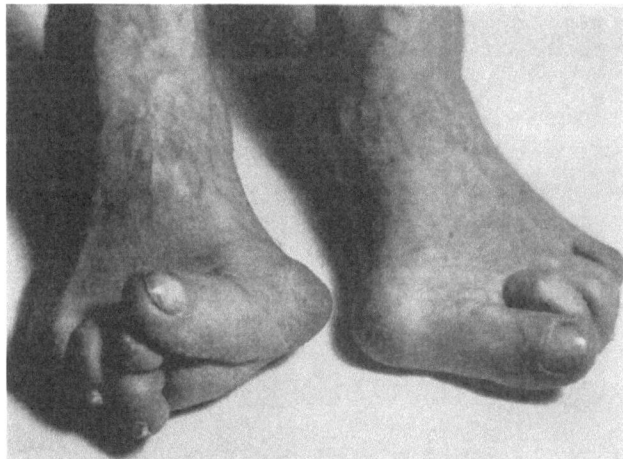

Abb. 11. Füße einer 64jährigen Frau, die infolge Tragens von schlechtem Schuhwerk in der Jugend verdorben wurden

Zu Abb. 10 u. 11. Heute sind die Füße von 80% aller Frauen im Alter von über 50 Jahren infolge des schlechten Schuhwerks verdorben. Dazu kommen die schweren Gelenkveränderungen in Fuß-, Knie- und Hüftgelenken, die im Laufe der Jahre durch die falsche Belastung entstehen. (Photographien aus der ärztlichen Sprechstunde. In diesem Fall kann auch der geschickteste Arzt kaum mehr helfen) valgus-Deformation sich häufen werden. Durch die hohen Absätze der Damenschuhe wird das ganze Gewicht des Körpers auf den Vorfuß verlagert, der sich unter diesem Druck und der Hallux valgus-Stellung der Großzehe zum Spreizfuß entwickelt. Die ursprüngliche Querwölbung im Vorfuß geht verloren. Es kommt zu Druckstellen, Hühneraugen, eingewachsenen Nägeln, die ihrerseits wieder eine ganze Industrie von Fußeinlagen und Pflastern entstehen lassen. Der hohe Absatz zwingt zu einer verstärkten Verbiegung der Lendenwirbelsäule und begünstigt die Entstehung von chronischen Gelenkveränderungen, besonders Arthrosen in den Fuß-, Knie- (Abb. 12) und Hüftgelenken[7,10], so daß Prof. Hohmann[8] mit Recht von einem eigentlichen „Schuhelend" sprechen kann. Diese Gelenkveränderungen, die bei den Frauen mehrfach häufiger sind als bei Männern, treten meist erst in späteren Jahren auf, weshalb ihre eigentliche Ursache, der während vieler Jahre getragene schlechte Schuh, oft nicht erkannt wird. Ein gutes Schuhwerk ist nicht nur für die Entwicklung und Gesunderhaltung des Fußes, sondern auch für die normale Gestaltung der unteren Gliedmaßen, des Beckens und der Wirbelsäule von enormer Wichtigkeit.

Für Frauen wird leider noch oft der halbhohe Absatz empfohlen (auch Prof. Hohmann hält, im Gegensatz zu unserer Auffassung, den 3—4 cm hohen Damenabsatz für günstig), wahrscheinlich deshalb, weil eine Frau, die seit Jahr und Tag hohe Absätze trug, einige Zeit braucht, bis sie sich an einen flachen Schuh gewöhnt und ihn ohne Beschwerden tragen kann. Die Wadenmuskulatur ist infolge des hohen Absatzes so stark kontrahiert, daß es manchmal 3—4 Wochen dauern kann, bis die Muskelschmerzen nach der Umstellung vom hohen auf den flachen Absatz verschwinden. Diese Wadenkrämpfe in den ersten Tagen beim Tragen eines flachen Schuhs veranlassen sehr oft die Frau, den flachen, gesunden Schuh wieder aufzugeben, weil sie sich damit geschädigt glaubt.

Es werden allerhand Verstärkungen in den Schuh eingebaut, die dem Fuß einigermaßen Halt gewähren sollen. Nur auf die einfache, richtige Form kommt man aus Modegründen nicht: auf den Schuh mit breitem Vorfuß und keinem oder einem niedrigen Absatz von höchstens 1—2 cm Höhe wie beim Männerschuh. Prof. HOHMANN[8] glaubt (und mit ihm viele Orthopäden), daß der Absatz die Abrollung etwas erleichtere, indem

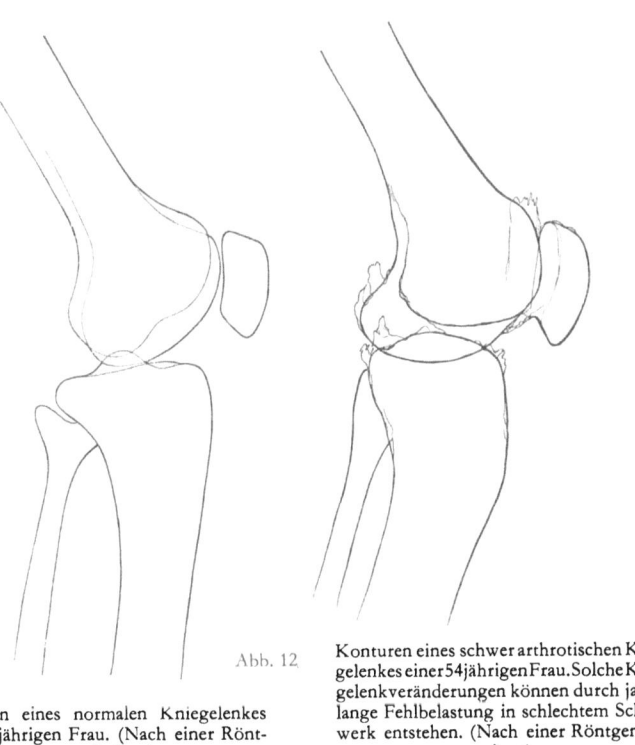

Abb. 12

Konturen eines normalen Kniegelenkes einer 25jährigen Frau. (Nach einer Röntgenaufnahme)

Konturen eines schwer arthrotischen Kniegelenkes einer 54jährigen Frau. Solche Kniegelenkveränderungen können durch jahrelange Fehlbelastung in schlechtem Schuhwerk entstehen. (Nach einer Röntgenaufnahme)

die Ferse schon ein wenig vom Boden abgehoben sei, wodurch der Gang elastischer werde. Dagegen setzt sich der Engländer FAIRWEATHER für vollkommen absatzlose Schuhe ein. In einem solchen Schuh kann sich das Spiel der Wadenmuskulatur frei gestalten. Durch ausgiebige Bein- und Fußbewegungen wird der Blutkreislauf angeregt. So gehen Beinschwellungen bei Patienten mit venöser Insuffizienz nach langem, intensivem Marsch zurück.

Richtig gehen kann man aber niemals mit hohen Absätzen, und selbst Frauen, die sonst tagtäglich solches Schuhwerk tragen, rüsten sich für eine Bergtour mit flachen Bergschuhen aus.

Gewiß ist es nicht immer möglich, sich von einem Tag auf den andern auf eine normale Schuhform umzustellen. Die meisten Erwachsenen, besonders die Frauen, haben ihre Füße bereits so verdorben, daß die abgebogene Großzehe eine normale Schuhform nicht richtig auszufüllen vermag. Könnten aber nicht wenigstens für die heranwachsende Jugend Modelle geschaffen werden, welche die gute Form des Kinderfußes bewahren helfen? Denn erst beim Übergang vom Kinder- zum Erwachsenenschuh trifft man die unvernünftig spitzen Formen, welche zusammen mit den hohen Absätzen beim Frauenschuh die Ursache der später auftretenden Fußbeschwerden sind. Auch für schon deformierte Füße lassen sich einwandfreie Formen denken, die den Zehen in Höhe und Breite freies Spiel lassen und mit niederen Absätzen versehen sind.

Prof. HEIM hat schon vor Jahren bei den maßgebenden Schuhfabriken in der Schweiz die Schaffung eines vernünftigen Schuhs angeregt. Er hat auf seinen Expeditionen in Afrika Formen von Negerfüßen umrissen, an welchen nirgends eine Verbiegung der großen Zehe sichtbar ist (Abb. 13/14). In seiner Arbeit „Schuhe oder Füße"[4]? verlangt er folgende Normen für das Schuhwerk, die nach seinen Beobachtungen an verschiedenen primitiven Völkern einem natürlich geformten Fuß entsprechen:

1. Die Innenlinie des Fußes muß von der Ferse bis zu der Spitze der großen Zehe eine Gerade bilden; sie ist gelegentlich sogar konkav, die große Zehe abstehend.

2. Die größte Breite des Fußes liegt vorn zwischen der kleinen und der Großzehe.

3. Nur hohe Schuhkappen erlauben das natürliche Krümmen und Greifen der Zehen, das die Natur, zum Beispiel gegen das Zurückgleiten beim Aufwärtsgehen, vorgesehen hat.

4. Nur niedrige oder keine Absätze erhalten die ursprüngliche Beweglichkeit und starke Beugefähigkeit (bis zu 30 Grad)

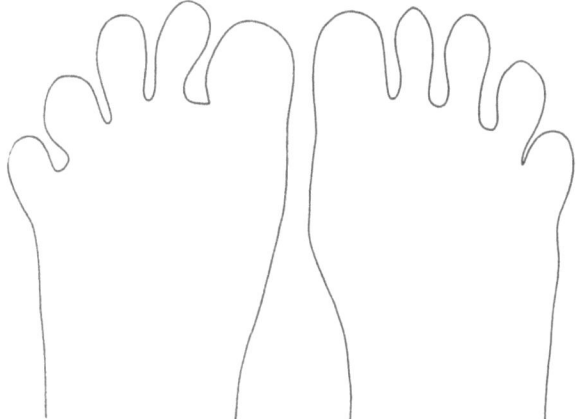

Abb. 13. Lutuku, 35 Jahre, Pygmäe, Akanda. Von Prof. HEIM am 28. 10. 1954 gezeichnet. (Aus „SIGG, Varicen". Berlin-Göttingen-Heidelberg: Springer 1958)

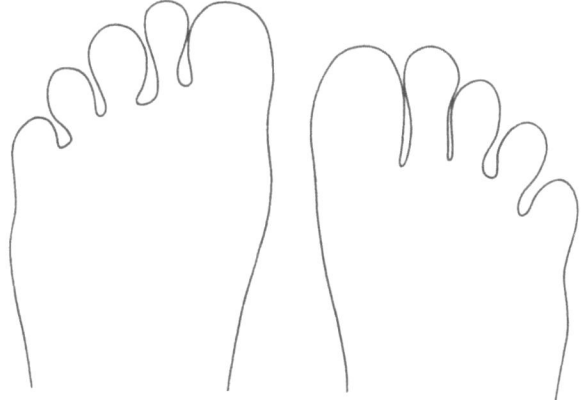

Abb. 14. Fuß eines 163 cm großen Pygmäen, gezeichnet von Prof. HEIM am 28. 10. 1954. Die Zehen sind weit auseinanderstehend, da sie nicht von zu engem Schuhwerk zusammengepreßt werden. Es bleibt ein deutlicher Zwischenraum, der sich besonders beim Abwickeln des Fußes noch vergrößert. (Aus „SIGG, Varicen". Berlin-Göttingen-Heidelberg: Springer 1958)

des Sprunggelenkes, so daß man zum Beispiel mit aufliegendem Fuß bequem eine Hockstellung einnehmen kann (übrigens die gebräuchliche Haltung des Primitiven).

Unserer Meinung nach muß ein guter Schuh folgende Anforderungen erfüllen:

1. Die Innenlinie (von der Ferse bis zur Spitze der Großzehe) muß gerade verlaufen.
2. Der Vorfuß darf nicht in eine Spitze auslaufen, sondern muß breit sein und den Zehen genügend Bewegungsfreiheit gewähren.
3. Der Schuh muß vollkommen flach sein, ohne Absatz oder höchstens mit einem solchen von 1—2 cm Höhe.

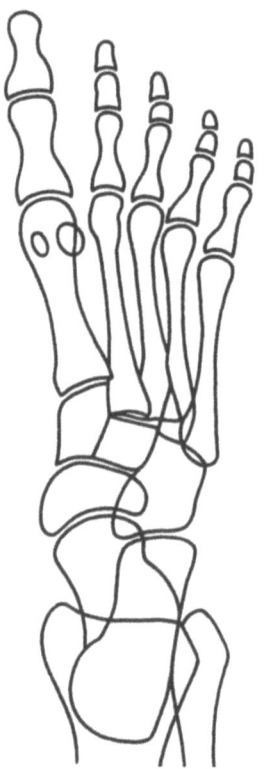
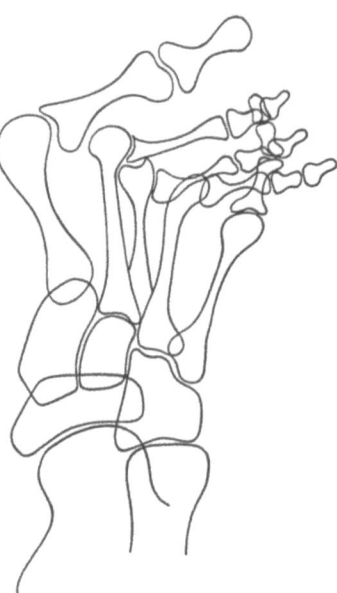

Abb. 15. Skelet eines weiblichen Negerfußes. Nach einer Röntgenaufnahme von Dr. MARG. SCHMIDT-SCHÜTT 1939. (Aus „SIGG, Varicen". Berlin-Göttingen-Heidelberg: Springer 1958)

Abb. 16. Skizze nach einer Röntgenaufnahme eines infolge schlechten Schuhwerks schwer deformierten Fußes einer 52jährigen Frau

Zu Abb. 15. Die Zehen gehen vorne leicht fächerförmig auseinander, und zwischen den Zehen bleibt ein deutlicher Zwischenraum, der sich besonders beim Abwickeln des Fußes noch vergrößert. Es genügt also eigentlich nicht, wenn beim Röntgen der normale Fuß in dem zu prüfenden Schuh bei einfacher Belastung keine Veränderung aufweist. Das ist nur die Mindestforderung, von der wir noch sehr weit entfernt sind. Es müßte, um dem Fuß normale Bedingungen zu schaffen, Raum für die Zehenspreizbewegung während des Gehens bleiben. Solange unsere Schuhe noch über der Ballengegend breiter als über den Zehen gearbeitet werden, können die Fußdeformitäten nicht verschwinden. Diese Formen des Negerfußes entsprechen weitgehend der wunderbaren Form unserer Kinderfüße. (Nach Dr. MARG. SCHMIDT-SCHÜTT 1939)

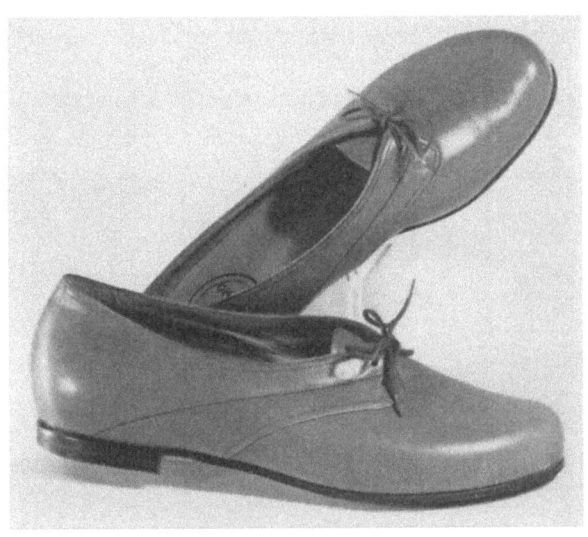

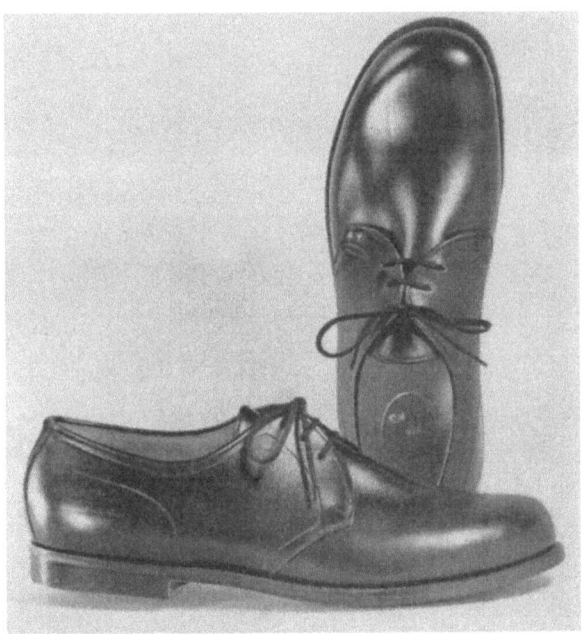

Abb. 17 u. 18. Damen- und Herrenschuh-Modell der Schuhfabrik Bally mit niedrigem Absatz und ordentlich breitem Vorfuß, das seit kurzem hergestellt wird

4. Wenn diese Bedingungen erfüllt sind, wird für einen normalen Fuß jede Einlage oder Fußstütze überflüssig. Diese wird erst für einen kranken Fuß (Platt-, Knick- oder Spreizfuß) nötig.

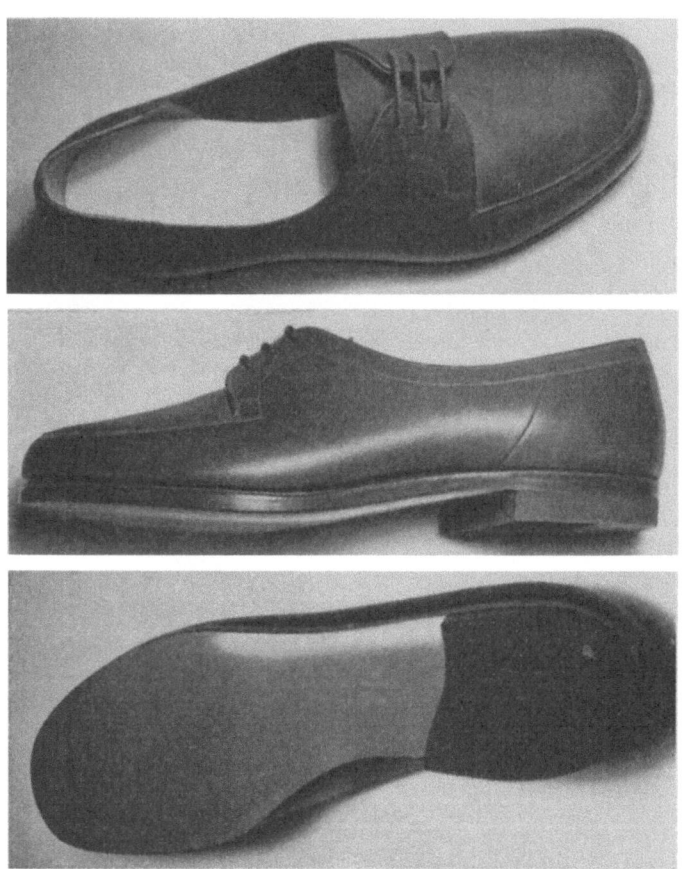

Abb. 19. Schuhmodell, das sich einer Idealform nähert, wie es in nächster Zeit von der Schuhfabrik Coop, Basel, hergestellt wird

Unsere Schuhformen, besonders die der Frauen, oft auch der Männer, erfüllen diese Forderungen nicht. Von den Schuhfabrikanten wird allerdings behauptet, daß der normale Fuß des Wilden verschieden sei vom normalen Fuß des Zivilisierten.

Diese Auffassung stimmt aber nicht. Bei allen Menschenrassen ist der Fuß vorne am breitesten, und der Fuß unserer Kinder entspricht genau der Form eines ausgewachsenen Negerfußes

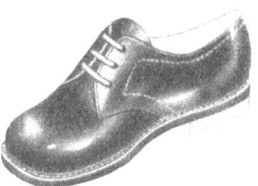 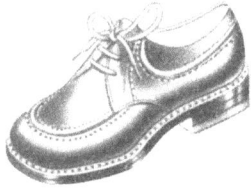

Abb. 20. Gute, normale Formen bei Kinderschuhen. (Aus „SIGG, Varicen". Berlin-Göttingen-Heidelberg: Springer 1958)

(s. Abb. 13—15 von Frau Dr. M. SCHMIDT-SCHÜTT[16] und Prof. A. HEIM). Erst der Fuß unserer Erwachsenen, besonders der Frau, weist in so vielen Fällen die beschriebenen Deformitäten auf.

Daß ein guter Schuh auch schön und elegant sein kann, ja viel schöner als der verkrüppelnde Modeschuh, zeigen uns die dem Fuß entsprechenden Schuhformen. Und daß solche Modelle auch gebaut werden können, beweisen die vielen guten Kinderschuhe (Abb. 20/21), die heute hergestellt werden: mit gerader Innenlinie, breitem, hohem Vorfuß, niedrigem Absatz und aus weichem Leder. Es kommt bei Kindern nur dann zu Deformitäten der Zehen, wenn die Schuhe so lange

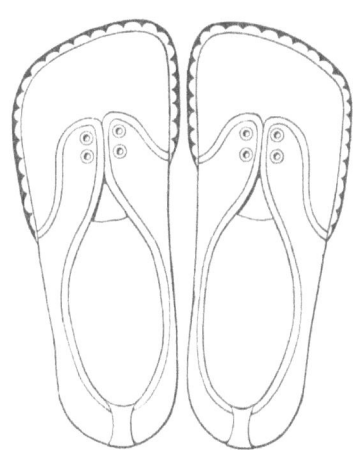

Abb. 21. Breite, gutgebaute Kinderschuhe, wie sie von Böhmer-Thomsen und Hohmann empfohlen werden

getragen werden, bis sie zu klein sind[11, 14], so daß die Zehen vorne anstoßen und sich nach außen abbiegen. Deshalb sind Spreizfüße und Hallux valgus bei Kindern selten und beschränken sich auf jene wenigen Fälle, in denen der Hallux valgus angeboren ist. Aber bereits bei 10—14jährigen diktiert die Mode den Einkauf der Schuhe und die Vernunft wird ausgeschaltet. Nach

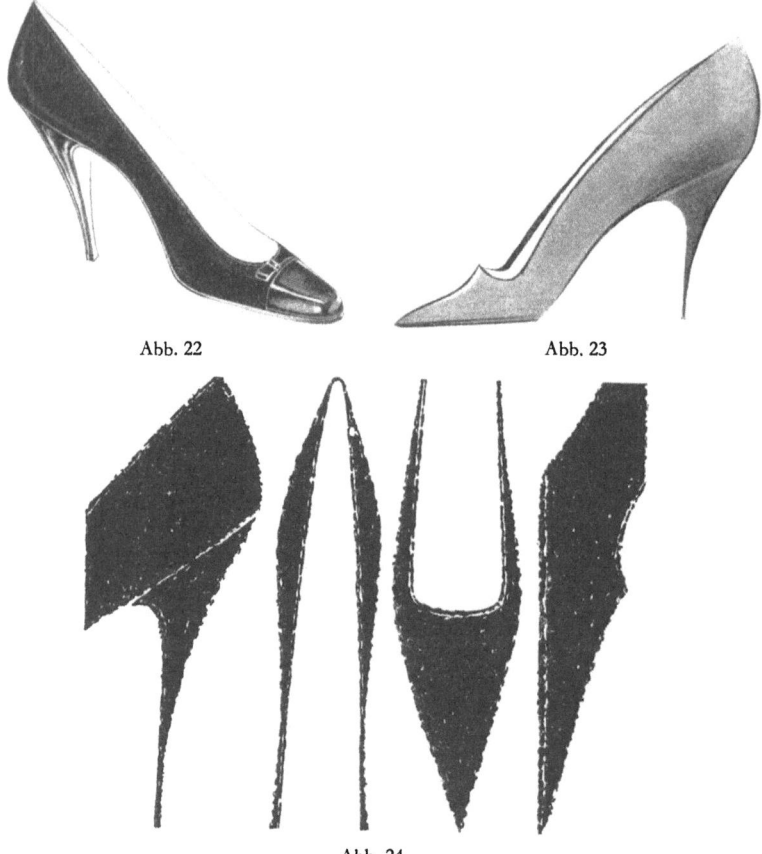

Abb. 22   Abb. 23

Abb. 24

Abb. 22—24. Schuhformen, die mit ihrem hohen Absatz und spitzen Vorfuß dazu beitragen, den Frauenfuß schon nach kurzem Tragen zu verderben. Solche Schuhmodelle (s. Absätze und Vorfüße) sind heute gang und gäbe. Es ist Landauf und -ab kaum mehr ein nach normalem Fuß gebauter Schuh aufzutreiben. Lehnt sich nicht schon nur beim Anblick einer solchen Inseratenabbildung die ganze Vernunft gegen eine derartige Vergewaltigung unserer armen Füße auf? Wie sollen die Zehen noch Platz haben, ohne vollkommen deformiert zu werden? Mit einem solchen Schuh werden schon nach kurzer Zeit das Fuß-Skelet, Zehen-, Fuß- und Kniegelenke schwer geschädigt und der Vorfuß zum Spreizfuß deformiert. Wie soll eine Frau in einem solchen Schuh (Abb. 24, aus einem Inserat in einer Basler Tageszeitung 1957) auch nur noch wenige normale Schritte machen können? (Aus „Sigg, Varicen". Berlin-Göttingen-Heidelberg: Springer 1958) einer Wiener Statistik leiden schon 25% der 10—12jährigen Mädchen und 50% der 17—19jährigen an einer ausgesprochenen Hallux valgus-Deformität. Ist es denn nicht möglich, Erwachsenenschuhe, ähnlich wie die Kinderschuhe, fußgerecht zu bauen? Nach G. Pusch[13] müßte ein wirklich naturgemäß geformter Schuh für einen gesunden Fuß die Bedingung erfüllen, daß zwischen dem belasteten nackten und dem beschuhten Fuß im Röntgenbild kein Unterschied in der Richtung der Zehen und deren Zwischenräumen zu erkennen wäre.

Will sich der heutige, in vielen Dingen so vernünftig und praktisch denkende Mensch seine Füße durch schlechte Schuhformen (Abb. 22—24) verderben lassen? Die Schuhfabrikanten erklären, daß sie mit einer gewaltigen Auswahl an Formen bestrebt seien, den Wünschen ihrer Kundschaft Rechnung zu tragen, daß aber Schuhe nach der natürlichen Fußform nicht verkauft werden könnten und daß besonders Frauen von einem gewissen Alter an sich nicht mehr mit flachen Absätzen befreunden wollten und die Nachfrage praktisch gleich null sei. Die Erstellung neuer Leisten sei mit großen Unkosten verbunden, und die Fabriken müßten Gewähr für einen bestimmten Umsatz haben, bevor sie physiologische Schuhmodelle ausarbeiten könnten. Die Modeeinflüsse seien derart stark, daß es nicht möglich sei, die Herstellung von Schuhtypen nach unseren Forderungen aufzunehmen. Demgegenüber gesteht ein deutscher Schuhfachmann ganz offen: „Der Leistungsstand der deutschen Schuhbranche ist in bezug auf fußgerechte Formen ein beschämend tiefer" (nicht nur der deutschen: dieser ist im Gegenteil, was den physiologischen Bau betrifft, einer der besten zufolge der intensiven ärztlichen Aufklärung); „im Hinblick auf die Füße und deren Notwendigkeiten stecken wir in den Kinderschuhen."[22] Wie Prof. Thomsen ausführt[20], scheint manchen Schuhfabrikanten die so verheerende Wirkung der spitzen Schuhform noch nicht in vollem Ausmaß klar zu sein, denn es ist nicht anzunehmen, daß sie sich bewußt durch die Herstellung solcher Schuhe an ihren Mitmenschen versündigen wollen. Noch weniger ist scheinbar die Tatsache bekannt, wie sehr gerade die spitzen Schuhformen die Spreizfußbildungen fördern.

Schon um die Mitte des letzten Jahrhunderts entwickelte Prof. HERMANN V. MEYER, Zürich, seine Theorie über die Abwicklungs- beziehungsweise Gehlinie des Fußes[12]. Er nahm in erster Linie Stellung gegen die unnatürliche spitze Form des Schuhs, die den Hallux valgus bewirkt und forderte eine gerade Linie von der Ferse zur äußersten Spitze der Großzehe, so daß der rechte und der linke Schuh, wenn sie geschlossen nebeneinander stehen, sich am inneren Rand bis zur Großzehenspitze berühren[21]. Er wünschte ferner einen Schuh, der die Zehen in ihrer natürlichen Lage belasse, ohne sie weder von der äußeren noch von der inneren Seite her zusammenzudrücken.

Die Bemühungen um einen anatomisch richtig gebauten Schuh sind auch heute noch nicht abgeschlossen. Sache der Schuhfabriken wäre es, in Zusammenarbeit mit den Ärzten fußgerechte Schuhe herzustellen, die zugleich einen eleganten Eindruck machen und nicht durch klobige Formen vom Kaufen abhalten. Vor allem wichtig aber ist es natürlich, für Mädchen im Wachstumsalter und Kinder normal gebaute Schuhe herzustellen. Sofern solche Schuhe nur gefällig gestaltet und geschickt lanciert würden, müßte wohl für den Umsatz nicht gebangt werden. Wir sind überzeugt, daß die Behauptung der Schuhfabrikanten, die meisten Leute wollten nur einen modischen Schuh tragen, nicht zutrifft. Wer normal gebaute Schuhe kaufen will, hat die größte Mühe, etwas Passendes zu finden. Es sind nur ganz wenige Modelle im Handel, die einer normalen Fußform einigermaßen entsprechen. Deshalb sieht man bei älteren Frauen auch nur noch sehr selten gesunde Füße. Die moderne Frau ist aber doch so vernünftig, daß es unter zehn nur eine oder zwei gibt, denen von einem deformierenden spitzen Schuh mit hohem Absatz nicht abzuraten ist. Mit gesunden Füßen kann sich die Frau auch in vorgeschrittenen Jahren besser bewegen und vermeidet damit, neben den Fußleiden, einen großen Teil jener Erkrankungen, die durch die Unmöglichkeit einer normalen Betätigung in der freien Natur entstehen. Es ist daher sehr dankenswert, daß die schweizerischen Schuhfabriken Bally (Abb. 17/18) und Coop (Abb. 19) versuchen wollen, auf die Wintersaison Schuhe in den Handel zu bringen, die unseren Anforderungen entsprechen.

Diskussion

Im folgenden seien die verschiedenen Diskussionsvoten auf den Artikel „Mode und Gesundheit" von K. SIGG in den „Basler Nachrichten", welche doch die Auffassung vieler Leser widerspiegeln, wiedergegeben und beantwortet.

Elegante Schuhe machen die Frau viel anziehender

Viele, ja sogar die meisten Gewohnheiten des täglichen, heutigen Lebens sind gesundheitswidrig, wenn man so weit gehen will, jede Abweichung von den Gewohnheiten des Primitiven einzubeziehen. So zum Beispiel das Rauchen, der Konsum von Alkohol, der Genuß von Kaffee, Tee, Kakao und andern Genußmitteln, das Würzen der Speisen, die zu kurze Bettruhe usw. Es sind dies alles Gewohnheiten und Usanzen, die das Leben offenbar lebenswerter und angenehmer gestalten.

Genau in der gleichen Richtung liegt das Tragen von sogenannten „eleganteren" Schuhen, wodurch die Erscheinung einer Frau viel anziehender wirkt. Die fließende Linie der wallenden, langen Kleidung der Frau in der Antike bedingte ohne weiteres den absatzlosen oder niederabsätzigen Schuh. Die heutige junge Frau mit halblangem bis kurzem Rock, mit der betonten Taillen- und der modellierten Oberteil-Linie wäre mehr als eine Karikatur, wenn sie ausgerechnet nur in der Fußbekleidung das „Zurück zur Natur" mitmachen würde.

Wenn schon die erwähnten Freuden des Lebens als der Zeit entsprechend geduldet und gepflegt werden, so muß die Pflege einer mäßigen Eitelkeit, wie sie in der Schuh-, der Make-up, der Bade-Mode usw. zum Ausdruck kommt, mit in Kauf genommen werden. Bei allen „Genüssen des Lebens" sind — je nach Intensität und je nach Veranlagung, Schädigungen zu erwarten; bei vernünftigem Verhalten sollten die sich ergebenden Nachteile aber tragbar sein. Übrigens sind im Schuhhandel viele sogenannte „Gesundheits-Modelle" erhältlich, die als zweckentsprechend und korrigierend bekannt sind. Ein ramponiertes Herz ist von einem gewissen Alter an nicht mehr zu „revidieren", währenddem Fußbeschwerden mit entsprechendem Schuhwerk stark gemildert werden können.

Das „Zurück zur Natur" im Schuh allein ist nicht denkbar, bzw. modisch unmöglich. Wenn in der Kleidermode das Rad der Entwicklung zurückgedreht würde, dann wäre der Ruf nach dem antiken Schuh auch wieder aktuell. Bis es aber so weit ist, wird noch sehr viel Wasser den Rhein hinunterfließen!

E. B., Aarau

E. B. vergleicht die Schuhmode mit einer Reihe gesundheitswidriger Lebensgewohnheiten. Auf diese Gefahren, z. B. die des

Rauchens, wird aber von berufener Seite immer wieder aufmerksam gemacht, so daß es im Ermessen des einzelnen Rauchers liegt, auf seine Gewohnheit zu verzichten. Der Schaden, den ein schlechter Schuh anrichten kann, ist jedoch vielfach nicht bekannt. Viele Patientinnen sind daher dankbar, wenn man sie über den Zusammenhang zwischen schlechtem Schuhwerk und Fußdeformitäten aufklärt, da die wenigsten überhaupt ahnen, wodurch ihre Beschwerden verursacht worden sind.

Das Tragen „eleganter" Schuhe kann nicht mit der Gewöhnung an ein Genußmittel verglichen werden. Der Schuh unterliegt ja fortwährend der Mode, die von Jahr zu Jahr wechselt. Die Schuhmode beeinflußt den Geschmack des Publikums und belebt damit das Schuhgeschäft. Eine solche Anregung ist aber auch mit gesunden Modellen in vielen hübschen Varianten der Ausführung, der Lederart usw. denkbar. Zudem glaube ich, daß es für einen Schuhfabrikanten die beste Reklame wäre, wenn seine hübschen Modelle nicht nur dem Publikum gefallen, sondern auch die Füße gesund erhalten würden. Kann ein solches Bemühen, das nicht nur den Schönheitssinn befriedigen, sondern auch den gesunden Fuß erhalten will, noch etwas gemein haben mit dem Gebrauch von Genußmitteln? Haben Sie z. B. an einem Tanzabend schon einmal Damen mit niederem Absatz beobachtet? Sie wirken in ihren fußgerechten Schuhen — weil sie sich bedeutend natürlicher bewegen — viel hübscher als die anderen Tänzerinnen auf ihren hohen Absätzen. Das Tragen so gesundheitsschädigender Kleidungsstücke wie der heutigen Modeschuhe gehört, meiner Ansicht nach, auch nicht zur „Pflege einer mäßigen Eitelkeit", sondern ist lediglich eine vergängliche Modesache. Das „Zurück zur Natur" hat sich gegenüber den früheren unzweckmäßigen Kleidungsstücken schon weitgehend durchgesetzt; ich hege daher die Hoffnung, daß auch der Schuh sich gesunden Formen anpassen könnte. Ein gesunder Schuh ist kein „antiker Schuh", er kann durchaus modern und elegant aussehen.

Die Kultur besteht darin, die Natur umzubilden

Auf medizinischem Gebiet wird sich der Laie streng davor hüten, gegen die Stimme des Arztes einen Widerspruch zu erheben. Man darf nur Dr. SIGG dafür danken, daß er die Öffentlichkeit auf so wenig bekannte Gefahren aufmerksam gemacht hat; um so mehr, als viele ältere Damen, die ihr Leben lang hohe Absätze getragen haben, nichts von diesen Gefahren noch von deren schädlichen Folgen gemerkt haben.

Auf dem zweiten Gebiet aber wird es auch dem Laien erlaubt sein, anders als Dr. SIGG zu denken; seinem Urteil, laut dem eine Frau nichts gewinnt, im Gegenteil an Schönheit verliert, wenn sie gewöhnlich nicht nur hohe, sondern auch mittelhohe Absätze trägt, werden die zivilisierten Zeitgenossen in ihrer Mehrheit wahrscheinlich nicht zustimmen. Übrigens ist diese Mode in Europa eine alteingebürgerte, die seit mehreren Jahrhunderten andauert, und damit fast zu einem Teil des hergebrachten abendländischen Kulturgutes geworden ist.

Die Kultur besteht oft darin, die Natur zu modellieren und umzubilden. Es steht jedem frei, der Schönheit, ja der bloßen Eleganz gewisse Opfer zu bringen; und man sollte jenen Frauen dankbar sein, die nur auf ihren guten Geschmack hören und Gefallen daran empfinden, den Blick ihrer Mitmenschen zu erfreuen. Es wird ein grauer und wüster Tag sein, wenn die meisten Frauen „anatomische", speziell nach den Ansichten Dr. SIGGs gebaute Schuhe tragen werden.

Noch einmal muß man die Neigung gewisser Hygieniker, das Benehmen ihrer Zeitgenossen nach ihrem eigenen Steckenpferd regieren zu wollen, aufs tiefste bedauern. Dr. SIGG erinnert uns an jene Diätetiker, welche die menschliche Ernährung zur reinen Sache der Vitamine herabwürdigen möchten, und denen ein französischer Speisekünstler mit Recht antwortete, er sei Koch von Beruf und kein Apotheker. Es ist leider Tatsache, daß ein Teil der Ärzteschaft öfters mit gewissen traurigen Soziologen und puritanischen Moralisten einig geht, um die letzten Überbleibsel der Eleganz und des Geschmacks aus unserer eisernen Welt zu verbannen. Dies ist um so lästiger, als, wie Bernard Shaw einmal gesagt hat, der moderne Mensch, der sich weigern würde, sich vor einer religiösen Prozession zu beugen, immer allzu bereit ist, vor jedem Doktorenumzug niederzuknien.

E. V., Basel

Diesem Votanten möchte ich folgendes antworten: Schönheit und Eleganz sind individuelle Begriffe. Das alte Griechenland zum Beispiel, dessen Schönheitsideale im Laufe der Zeiten von der Mode immer und immer wieder aufgenommen worden sind, ehrte die natürliche Schönheit. Weder Griechen noch Römer kannten deformierende Schuhe und folglich auch keine Fußverkrüppelungen. Wollte man die kraftvollen, wunderbar durchgebildeten Füße griechischer oder altrömischer Skulpturen in modernes Schuhwerk zwängen, müßten jene natürlich gebildeten Füße erst mit dem Meißel bearbeitet werden, wobei aber sehr zu befürchten wäre, daß die Statuen auf den hohen Absätzen das Gleichgewicht verlieren und zu Fall kommen würden. Die antike Statue entspricht in ihren Proportionen denen des natürlichen menschlichen Körpers, dessen Formen wir als

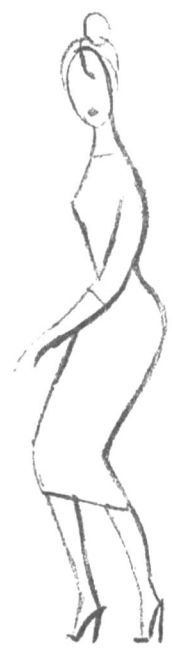
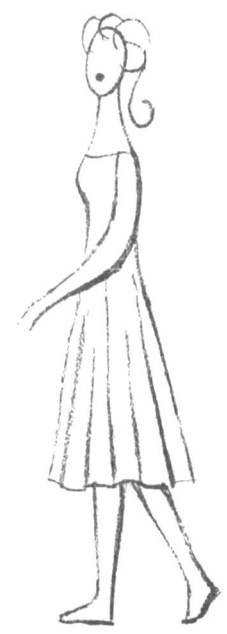

Abb. 25

Mit kleinen trippelnden Schritten, wie auf Eiern watschelnd, sich mit jedem Schritt Mühe gebend, um auf ihren hohen Absätzen nicht seitlich einzuknicken, die Knie in Beugestellung, das Becken unphysiologisch nach hinten hinausstehend, so geht die Frau auf hohen Absätzen

Frei und ungehemmt, mit aufrechter Körperhaltung, geht die Frau in flachen Schuhen mit normalem oder keinem Absatz

schön und harmonisch empfinden. Was durch das Tragen spitzer Schuhe zustande kommt, nämlich ein Krüppelfuß, kann kaum ein „Modellieren der Natur" genannt werden. Ich finde eher, es handle sich hier um eine Hemmung der natürlichanmutigen Bewegung, die in späteren Jahren teuer genug bezahlt werden muß. Nimmt man sich die Mühe, Frauen auf hohen Absätzen zu beobachten, wird man kaum je eine graziöse Gangart feststellen können, sind sie doch gezwungen, die starke Überstreckung des Fußgelenkes durch unschöne Beugestellungen des Knie- und Hüftgelenkes (Abb. 25) auszugleichen, die bei Ermüdung besonders auffallen. Erlauben Sie sich einmal einen Blick unter einen Tisch oder unter Kinostühle: Sie werden mit Erstaunen feststellen, daß viele der anwesenden Damen sich ihres Schuhwerks entledigt haben, glücklich, wenigstens für kurze Zeit diesen Marterwerkzeugen zu entschlüpfen.

Im Falle der Fußbekleidung wird eine „Umbildung der Natur" also kaum jemals ohne anatomische und funktionelle Schädigung der Füße möglich sein. Ich möchte E. V. gerne einmal einen kleinen Blick in meine Sprechstunde gewähren. Sie (oder er?) würde sich in kürzester Zeit überzeugen, daß die Anzahl jener älteren Damen, „die ihr Leben lang hohe Absätze getragen haben und trotzdem noch normal gehen können", verschwindend klein ist.

Eine Mode, welche die Körperformen verunstaltet, wird für kritische Beobachter nie schön wirken, auch wenn sie leider schon ein alteingebürgertes abendländisches „Kulturgut" darstellt. Dort, wo die „Kultur" gesunde und gerade Glieder in kranke und untaugliche umformt, sollte auf ihren Segen verzichtet werden. Kann man so kurzsichtig sein, wenige Jahre einer fragwürdigen Eleganz gegen Jahrzehnte körperlicher Benachteiligung einzutauschen?

Eine Schuhmode, die Fuß und Bein zwingt, in unphysiologischer Stellung zu verkrüppeln, kann ich weder als elegant noch schön empfinden. Wenn sie „die Blicke zu fesseln vermag", so sind es wohl solche, die, im Sinne von Dr. SUTERMEISTER, von recht elementaren Instinkten ausgelöst werden. Es wird weder „ein grauer noch wüster Tag" sein, wenn die Frauen Schuhe tragen, die mehr für den Fuß als für den Kopf gemacht sind, und niemand außer E. V. wird dann die vielen durch Schuhqualen verzerrten Gesichter vermissen. Die Frau wird sich aber an diesem „grauen und wüsten Tag" freudig in Natur und Gesellschaft bewegen.

Ich maße mir nicht an, meine Auffassungen mit allen Mitteln durchsetzen zu wollen. Ich habe mir nur erlaubt, auf die heutigen Mißstände in der Schuhmode hinzuweisen. Die meisten Frauen wissen gar nicht, wie sehr sie ihrer Gesundheit mit solchen Modetorheiten schaden und werfen dem Arzt, wenn sie ihm ihr Leid über verdorbene Füße klagen, vor, man hätte sie früher auf die üblen Folgen aufmerksam machen sollen. Es ist der Sinn dieser Publikation, allen jenen, die vernünftiger Aufklärung zugänglich sind, zu zeigen, welchen Schaden die heute fast ausschließlich zum Verkauf angebotenen Marterwerkzeuge anrichten und in welcher Richtung die Gestaltung einer gesunden und gleichzeitig schönen Fußbekleidung zu suchen ist.

Das Beispiel des Diätetikers, der nur noch Vitamine füttern will, ist, als Vergleich für die Forderungen an einen gesunden Schuh, schlecht gewählt; denn gerade so wie der Darm nur dann gesund bleiben kann, wenn er nicht nur Vitamine, sondern auch Ballaststoffe und Schlacken bewältigen und transportieren muß, kann auch der Fuß nur gesund bleiben, wenn er tagtäglich seine physiologische Betätigung hat, die eben nur in einem wenigstens einigermaßen vernünftig gebauten Schuh möglich ist.

Mode auf Kosten der Gesundheit

Wie viele Frauen, wie viele Mädchen haben sich wohl beim Lesen des Artikels „Mode und Gesundheit" bei der Nase genommen und dabei an ihre eigenen, durch Modetorheiten verunstalteten Linien gedacht? Ob Dr. Sigg mit seinen Mahnworten viel Erfolg haben wird? Kaum, denn tief verwurzelt ist im Menschen der Drang, den andern nachzuäffen, und sei es auf Kosten der eigenen Gesundheit. Besonders aufschlußreich ist das satyrische Gedicht von Erich Kästner über die Mode-Dämchen.

Sitzt man im Restaurant, sieht man, wie die Frauen sich unter dem Tisch sachte der zu engen Schuhe entledigen. Geht man durch unsere Stadt, begegnet man allenthalben Damen, „entengleich" daherwatschelnd, mit eingeknickten Fußgelenken, aber immens hohen Absätzen. Wo bleibt da die Ästhetik der Figur, die wir heute nur noch an antiken Bildhauerarbeiten bewundern können, wo die Anmut des Ganges der Bali-Töchter und Inderinnen?   H. R. H., Basel

Diese Antwort von H. R. H. würde sich als Entgegnung zum Diskussionsvotum von E. V., Basel, sehr gut eignen. Jede Modelaune wird mitgemacht, unbekümmert darum, ob der

Körper, das heißt im Falle der Schuhmode der Fuß und die Gelenke an Fuß, Knie und Hüfte Schaden leiden. Es spielt auch keine Rolle, ob die jeweilige modische Bekleidung hübsch sei oder nicht, wenn sie nur dem letzten Modeschrei entspricht.

Könnte es nicht eine gesunde Mode geben?

Viele Versuche, der Frauenwelt zu einem der natürlichen Fußform entsprechenden und zugleich hübschen Schuh zu verhelfen, sind kläglich im Sande verlaufen, nicht etwa, weil es diesen Schuh nicht geben kann, sondern weil die Despotin Mode es verbietet und die Schuhfabriken nicht den Mut aufbringen, ihr zum Trotz einen solchen Schuh zu schaffen. Könnte eine große Schuhfabrik es sich nicht leisten, Schuhe zu erstellen, die die berechtigten Forderungen von Dr. SIGG (gerade Innenlinie, größte Breite zwischen kleiner und großer Zehe, niedriger Absatz) erfüllen, und sich so dafür einzusetzen, daß sie Mode würden? Könnte es nicht einmal eine gesunde, schöne Mode geben? Daß spitze Schuhe mit hohem Absatz, die einen schönen Gang unmöglich machen, an sich schön sind, findet nur eine bis zum Stumpfsinn getriebene Gewöhnung, und die verunstalteten, vielfach zerquälten Füße, die darin stecken, wird niemand bewundern; sie bieten einen grauenhaften Anblick.

Seit ein paar Jahren gibt es im Handel einige wenige Modelle, die ein unverdorbener Fuß ohne besondere Beschwerden tragen kann, ganz seiner Form angepaßte habe ich aber nicht mehr gefunden. Dagegen gibt es gut geformte und sehr schöne Sandalen; warum kann man nicht Schuhe in gleicher Form machen? Im Lauf einiger Jahre würde man sich daran gewöhnen; die jetzigen Modeschuhe würden als lächerlich und häßlich empfunden, und unzählige Frauen würden Fuß- und Beinbeschwerden, wie sie jetzt allgemein verbreitet sind, nicht mehr kennen lernen, sondern sich eines leichten und freien Ganges erfreuen, wie ich ihn als Siebzigjährige noch habe.   H. H., Zürich

Auch in dieser Erwiderung von H. H. finden sich ausgezeichnete Argumente, um die Bemerkungen von E. V., Basel, und E. B., Aarau, zu widerlegen. Der Ansicht, daß die verunstalteten, durch spitze Schuhe und hohe Absätze verdorbenen Füße einen grauenhaften Anblick bieten, kann sicher nur beigepflichtet werden, besonders wenn man die verdorbenen, kranken Fuß-, Knie- und Hüftgelenke älterer Frauen sieht und behandeln muß. 70—90% dieser Krankheiten sind die Folgen jahrelangen Tragens fehlerhafter unphysiologischer Schuhe.

Es wird sich allerdings kaum darum handeln können, eine allgemeine vernünftige Schuhmode zu erreichen. Zu viele Interessen stehen dem entgegen.

Was aber erreichbar sein sollte, wäre die Möglichkeit für alle jene Frauen — und auch Männer —, denen an gesunden Füßen etwas liegt, endlich Schuhe zu finden, die den anatomischen und physiologischen Verhältnissen des Fußes entsprechen. Ein neuer Zweig der Schuhfabrikation, der die Schwankungen der Mode nur so weit mitmachen würde, als sie sich mit einem gesunden Fuß vereinbaren lassen, müßte geschaffen werden.

Nach dem Kopf statt nach dem Fuß

Die Ausführungen von Dr. KARL SIGG sind sehr einleuchtend und beherzigenswert. Es ist schon so, daß weitaus der größte Teil der Frauen die Schuhe nach ihrem Kopfe statt nach ihrem Fuße kaufen. In erster Linie ist ihnen der Schuh das wichtigste modische Accessoire und erst ganz zuletzt Fußbekleidung im wahren Sinne des Wortes. Wären sie der Mode nicht so hörig, so müßte man für die Gesundheitsmodelle nicht mehr derart hohe Preise bezahlen. Wie beneidenswert sind da die Männer! Sie können im gleichen Schuh — sofern er gepflegt wird — einen zweistündigen Spaziergang machen oder an einem gesellschaftlichen Anlaß teilnehmen. Frau M. St.-F., Basel

Nur allzuviel Wahres ist in den Zeilen von Frau M. St.-F. enthalten. Leider sind aber in den letzten Jahren unter dem Einfluß der italienischen Mode auch die Männerschuhe schmal und spitz geworden, so daß nun auch dem Männerfuß Gefahr droht.

Ein düsteres Zukunftsbild

Bereits sind wir nach Mitteilung eines erfahrenen Kinderarztes so weit, daß hie und da Neugeborene mit deformierten Füßen zur Welt kommen. Wenn die gedankenlose Menschheit einfach hinnimmt, was man ihr bietet, ja noch die unsinnigsten Moden begrüßt, so wird es in hundert Jahren in der zivilisierten Welt nur noch verstümmelte Füße geben. Besondere Spitäler werden entstehen, die Ärzte nur noch vorübergehende Hilfe bieten können und die Schwestern, selber fußleidend, ihre Patienten in elektrisch fahrbaren Stühlen betreuen. Man wird staunen vor einzelnen, die in die freie Natur hinaus wandern gehen. Der Skisport hat immerhin eine erfreuliche Gegenwirkung.

Ich habe bei Naturvölkern, die noch keine Schuhe tragen, überall die natürliche Fußform, u. a. mit gespreizten und einzeln beweglichen, zum Greifen auf schlüpfrigem Boden geeigneten Zehen, angetroffen.

Unsere Schuhe der Erwachsenen hingegen sind nach vorne zugespitzt und die Kappen so niedrig, daß sich unsere Zehen auch nicht mehr nach oben zu greifender Stellung bewegen können. Soll man sich über kalte Füße wundern, wenn die Zehen nach allen Richtungen zusammengepreßt werden?

Dort, wo die Zivilisation der weißen Rasse Eingang gefunden hat, schreitet die Degeneration mit Windeseile fort. Vor 20 Jahren suchte ich in Indonesien einen alten Eingeborenen, der den Urwald noch kennt. Vergeblich. Ein weniger alter stellte sich vor in weißen Stoffschuhen mit Gummisohlen, rechts und links gleich geformt. Bald konnte er mir nicht mehr folgen. Aber auch barfuß ging es nicht mehr! — In Colombo (Ceylon) besuchte ich 1952 eine moderne Großschuhfabrik, in welcher täglich Hunderte von billigen Schuhen für die Eingeborenen hergestellt wurden.

Ist denn ein Kinderschuh häßlich? Die alten Griechen, die doch bereits ein hochstehend zivilisiertes Volk waren, hatten noch natürliche Schönheitsbegriffe. Sie trugen Sandalen mit Riemen zwischen der Großzehe und den übrigen Zehen, derart, daß die gerade Innenlinie uneingeschränkt erhalten blieb und die Kleinzehen sich frei bewegen konnten. Dr. A. H., Zürich

Die Ansichten von Prof. Dr. A. H. wirken deshalb besonders überzeugend, weil er die Fußformen bei Eingeborenen studiert hat. Die in dieser Schrift abgebildeten Fußumrisse (S. 25) stammen von seinen Beobachtungen an Naturvölkern. Wir möchten ihm auch hier für die Überlassung dieser Dokumente danken.

Auch wir haben, wie Prof. Dr. A. H., den Eindruck, daß besonders die Frauenfüße je länger je mehr Gefahr laufen verkrüppelt zu werden, daß aber glücklicherweise der Ski- und Bergsport noch eine der wenigen Gelegenheiten bietet, einen normalen, gesunden Schuh zu tragen. Der Ski- und Bergschuh zeigte noch vor wenigen Jahren eine normale gesunde Form. Heute werden aber leider auch diese Schuhe der Schuhmode angepaßt und laufen vielfach vorne in eine Spitze aus.

Und die Kleider?

Eigenartig, daß sonst vernünftige weibliche Wesen bei kühler Witterung — oder gar im Winter — mit Nylonstrümpfen und ebensolcher Wäsche bekleidet, „grundsätzlich" keine Unterleibchen tragen und in feinen Schühchen sogar im Schneeflotsch und auf dem Glatteis herumstöckeln. (Es gibt zwar auch Männer, die es nur schwer über sich bringen, lange Unterhosen anzuziehen, trotzdem man diese ja nicht sieht!) Ich bin ganz damit einverstanden, daß gestrickte Wollstrümpfe unelegant, ja häßlich sind. Aber es gibt doch heute die beinahe unsichtbaren wollenen Unterziehstrümpfe.

Oft sind es die Männer, welche uns darauf hinweisen, lange Hosen oder Stiefel oder beides, und Wollhalstücher usw. seien nicht elegant. Auf solche Bemerkungen pflege ich zu fragen, ob man mich lieber im Spital besuchen oder an Stöcken gehen lassen würde, als mich mit warmer Kleidung spazieren zu führen. Überhaupt sollte man sich grundsätzlich nach der Temperatur und Witterung und keinesfalls bloß nach der aus dem Kalender ersichtlichen Jahreszeit kleiden. Denn auch im Sommer sind z. B. nasse Strümpfe und feuchte Schuhe schädlich, wenn man stundenlang darin verbleiben muß; wie oft kommt es aber vor, daß man mit Gummistiefeln mitleidig belächelt wird, und zwar gerade von völlig durchnäßten Modepüppchen.

Übrigens ist es auch verkehrt zu glauben, bei großer Hitze müsse man möglichst spärlich bekleidet einhergehen. Je mehr „Angriffsfläche" auf nackte Haut die heißen Sonnenstrahlen haben, um so schädlicher ist es für die Gesundheit. Die Eingeborenen Nordafrikas bedecken sich vollständig, aber mit loser Kleidung, tragen jedoch auch bei großer Hitze ihre wollenen Überwürfe und trinken — notabene! — gegen den Durst nur heißen Tee! E. W., Basel

Ich teile die Meinung von E. W., daß Frauen bei kaltem Wetter ihre Beine viel besser schützen sollten. Die Bekleidung müßte sich grundsätzlich nach Temperatur und Witterung richten, nicht nach der Mode. Dies gilt besonders für kalte Wintertage, an denen sich Frauen, mit dünnen Strümpfen und leichten Schuhen bekleidet, bleibende Kälteschäden zuziehen können.

Wenigstens ein fußgerechtes Modell für die Arbeit!

Ich serviere und werde in jedem Schuhgeschäft als „Spinnerin" angesehen, wenn ich Schuhe suche, die vom Absatz zur großen Zehenspitze eine Gerade bilden. Und für meine heranwachsenden Töchter können wir auch nur „verderbliche" Schuhe finden, wenn auch zum Glück niedrige Absätze für Junge Mode sind. Mir tun die großen Zehenballen nur darum so weh, weil ich für meine so viele Arbeit (Haushalt und Servieren) einfach nirgends die rechten Schuhe finde. Ich kaufe immer die Schuhe eine Nummer größer, als man sie mir verkaufen will; aber auch da noch wird die große Zehe umgebogen. Kneippsandalen sind zum Servieren nicht erlaubt, wegen der Gäste.

Eine meiner italienischen Kolleginnen seufzt sehr in Schuhen, denn bisher ging sie, in einem italienischen Dorf, fast immer barfuß oder dann in Zoccoli. Ihr Fuß ist wunderschön, obwohl sie über 50 ist!

Es sollte wenigstens ein Modell mit gerader Innenlinie herauskommen, das man auch am Arbeitsort tragen darf. E. M.-R., Basel

Besonders für eine Frau, die in ihrem Beruf stunden- und tagelang stehen und umhergehen muß, ist ein guter Schuh von größter Wichtigkeit. Aber, wie Frau E. M.-R., beobachte auch ich immer wieder, daß gerade Frauen „im Servierberuf" von ihrem Arbeitgeber verpflichtet werden, einen sogenannten eleganten Schuh mit hohem Absatz zu tragen. Auch in ganz anderen Berufen wird dies von den Angestellten verlangt. So habe ich, zum Beispiel, auf den bekannteren Luftlinien noch keine Stewardeß gesehen, die einen flachen Schuh getragen hätte, und wie intensiv werden doch auch hier die Füße beansprucht!

... ein Haupthindernis!

Dr. SIGG hat mir aus der Seele gesprochen, bin ich doch aus gesundheitlichen und ästhetischen Gründen eine treue Anhängerin der flachen Absätze.

Ich bin mir allerdings bewußt, daß diese den meisten Herren — angefangen bei meinem Mann — nicht gefallen. Obschon vielen Frauen die gesundheitsschädlichen Folgen des Tragens hoher Absätze bekannt sind, bringen sie es daher nicht übers Herz, andere Schuhe zu tragen. Nach meiner Beobachtung sind gerade jene Herren am meisten gegen die flachen Absätze eingestellt, die selbst am komfortabelsten beschuht sind.

Die Schuhfabriken sehen ihre Aufgabe zu wenig darin, gesunde Schuhformen auch modisch attraktiv zu gestalten. Das wäre wahrer Kundendienst!

Durch häufige Aufklärung sollte man uns immer wieder vor Augen halten, welchen Schaden in mannigfacher Hinsicht unvernünftige Schuhe anrichten. Vielleicht werden sich dann auch allmählich die einsichtigeren Männer davon überzeugen lassen, daß gesundes Schuhwerk und ein natürlicher Gang schöner sind als Trippelschritte in verkrampfter, unnatürlicher Haltung. L. St.-R., Basel

Auch mir fällt in meiner Sprechstunde immer wieder auf, daß manche Frau gerne einen nach vernünftigen Prinzipien gebauten Schuh anziehen würde, wäre nicht ihr Mann gegen die flachen Absätze eingestellt. Eigenartigerweise sind gerade jene Herren so anspruchsvoll, die sich in ihren flachen, breiten Männerschuhen am bequemsten fühlen. Doch auch sie sind meistens rasch zu bekehren, wenn man ihnen klar machen kann, wie sehr sich ihre Frau mit unphysiologischem Schuhwerk schadet. Gesunde Schuhformen attraktiv gestaltet, bedeuten im wahren Sinne Dienst am Kunden und überdies die Lösung des Schuhproblems, die ich anstrebe.

Oder ziehen gerade sie das Natürliche vor?

Um während einiger Jahre einer Pseudoeleganz zu huldigen, nehmen die Frauen in späteren Jahren die Segnungen unserer heutigen Zivilisation in Kauf, so da sind: Corsagen, Krampfaderstrümpfe, langwierige medizinische Behandlungen und anderes mehr. Man greift sich an den Kopf, warum dies alles, die Männer ziehen doch das Natürliche dem Gekünstelten vor. Halt, mit Schrecken denkt man an den letzten Schuheinkauf. Auch uns Männern werden jetzt solche Marterinstrumente aufgezwungen. Fügt man sich nicht, so muß man sündhaft teure

Schuhe nach Maß bauen lassen. So bleibt nur zu hoffen, daß die Schuhfabriken kräftig den Käufern und nicht den Modeschöpfern Konzessionen machen und einigermaßen vernünftige Schuhformen herstellen.

Daß sich die Torheiten nicht auf die Fußbekleidung beschränken, hat Dr. Sigg ebenfalls angetönt. Begreiflicherweise mögen die heutigen Mädchen nicht mehr handgestrickte, womöglich noch schwarze wollene Strümpfe tragen. Zieht jedoch ein Mädchen die Konsequenz und trägt in der kältesten Zeit Hosen, so ist besonders die ältere Generation schockiert und zeigt mit Fingern auf das arme Ding. Zugegeben, der Anblick ist nicht immer erhebend, aber in unseren Breitengraden hat die Kleidung die Hauptfunktion eines Wärmeschutzes und nicht eines Schmuk-kes.
H. R. H., Basel

Sehr richtig ist die Bemerkung von H. R. H., daß auch uns Männern in letzter Zeit Marterwerkzeuge von Schuhen aufgeschwatzt werden, gibt es doch seit einigen Jahren auch für den Mann kaum mehr einen Schuh mit breitem Vorfuß. Der größte Teil aller Schuhe, sogar der Herrenschuhe, läuft vorn in eine Spitze aus, eine Tendenz, die in den letzten Jahren immer deutlicher hervortritt.

„Zugespitzte Pantoffeln" als Herrenhalbschuhe

Meine Frau muß jeweils lange suchen, bis sie einen normalen und bequemen Schuh gefunden hat. Und bei meinem letzten Schuhkauf ging es mir selber sogar so, daß ich mich mit Händen und Füßen gegen diese blöden, zugespitzten Pantoffeln wehren mußte, die jetzt als Herrenhalbschuhe verkauft werden. Denn an normalen und zweckmäßigen Formen war fast nichts mehr zu haben. Es ist wirklich nicht so, daß die Schuhfabriken sich nach den Wünschen der Käufer richten, sondern es wird einem durch ihre Produktion diktiert, was man für Schuhe tragen müsse. Da wäre eine grundsätzliche Umstellung sehr erwünscht.
J. L., Othmarsingen

Meine Antwort an J. L. deckt sich mit der bereits oben gegebenen an H. R. H.

Es ist schwierig, einen Idealschuh zu bauen, sagt der Orthopäde

Die Ausführungen von Dr. Sigg kann man nur bestätigen, und es gäbe noch weitere Gründe anzuführen, welche Schuld wären an den vielen Fußleiden. Die Fräulein, die jetzt mit ihren „Ballerina Slaps" über unser hartes Stadtpflaster wandeln, kann man bestimmt in etlichen Jahren im Wartezimmer des Spezialarztes wiedertreffen. Der harte Boden und die glatte, flache Brandsohle unserer Schuhe sind auch ungünstig. Schon 1784 hat der Holländer Arzt P. Camper eine Abhandlung veröffentlicht über ... die beste Form der Schuhe. Damals gab es aber noch keine Schuhfabriken. Seither hat man schon oft versucht, das Problem zu lösen, und gegenwärtig ist in Deutschland wieder eine Kommission an der Arbeit, die sich mit der Leistenreform befaßt. Wenn auch Schuhhersteller und -reparateure gesündigt haben, so muß man doch feststellen, daß es schwierig ist, einen Idealschuh zu bauen. Verschiedene theoretische Ansichten, einigermaßen gefällige Form und rationelle Herstellung sind schwer miteinander zu vereinigen.

Den Fußleidenden könnte geholfen werden: Mehr Fußpflege — weniger Fußleiden. Der Arzt würde aber seine kostbare Zeit vergeuden, wenn er den Patienten verordnen würde, sie müßten zweimal in der Woche ein ansteigendes Kräuterfußbad nehmen, nach dem Bad die Füße kurz kalt abwaschen, bewegen, massieren usw. Solange man das nicht in Pillen- oder Pulverform kaufen kann, würden es die Patienten doch nicht machen. Könnte man aber nicht die Ausbildung der Fußpfleger erweitern? Die erwähnte Behandlung, richtige Massage, Gymnastik, trokken oder naß bürsten, wäre sicher dankbarer als Hühneraugen hobeln. Schon der große Arzt HUFELAND hat vor 150 Jahren auf die gesundheitliche Bedeutung von Teilbädern hingewiesen. F. St., Zürich

Bis jetzt habe ich an den „Ballerina Slaps", wenn sie auch in mancher Hinsicht nicht ganz befriedigen, nur Freude. Sie sind wenigstens flach, und der Absatz ist verschwunden. Leider werden sie aber, um an den meistenteils deformierten Füßen besser zu halten, oft vorne zu eng und zu spitz geformt und auch zu klein getragen.

Dünne Sohlen sind nicht ohne weiteres zu verwerfen, denn ein Fuß, der durch die dünnen Sohlen hindurch die Unebenheiten des Bodens spürt, muß sich diesen Unebenheiten anpassen und entwickelt damit die Fußmuskulatur. Wie der Naturmensch auf unebenem Boden von Kindesbeinen auf ohne Schuhe gehen kann und damit seinen gesunden und wohlgeformten Fuß bewahrt, so ist es sicher für junge, gesunde Mädchen nützlich, dünne Schuhsohlen zu tragen. Noch besser wäre es, wenn diese Schuhe über dem Rist einen Halteriemen hätten, — eine Form, die aber von der Mode als zu wenig elegant abgelehnt wird. Ich hoffe jedoch, daß sich gerade aus den Modellen dieser „Ballerina Slaps" mit der Zeit ein fußgerechter Schuh entwickeln läßt. Im Gegensatz zu F. St. glaube ich nicht, daß es sehr schwierig wäre, einen Idealschuh zu bauen, wenigstens nicht für normale Füße. Schwierig wird die Herstellung eines Schuhs erst dann, wenn die Füße schon stark deformiert sind. Hier öffnet sich das weite Feld, wo die Kunst des Orthopäden einsetzen muß.

Ballerinenschuhe und Mädchenfüße

Steige man einmal um die Mittagszeit die Treppen der Töchterschule hinauf und begegne den vielen jungen Mädchen jeglicher Altersstufen! Man betrachte nicht nur ihre frohen erlösten Gesichter nach bestandenem angestrengtem Morgen, die hübschen Frisuren und weiten Faltenröcke, sondern wende seinen Blick den Füßen und ihrer Bekleidung zu. Diese Füße stecken nun in der Hauptsache in platten „Ballerinenschuhen" oder in zu weiten, offenbar mit den Zehen festgehaltenen Schlupfschuhen, und man hat das Gefühl, daß bei jedem Schritt ein solcher Schlappen die Trägerin verlassen könnte, um mutwillig die soeben erwähnten Stufen hinunter zu kollern. Wenn ich nun diese farbig abwechslungsreichen modernen Fußbekleidungen sehe, überkommt mich Mitleid mit all den vielen Müttern, welche „hinter den Kulissen" vergeblich gegen diesen Unfug kämpfen und genau wissen, wie diese schlechten Schuhe die Füße ihrer Töchter verderben. Auch ich gehöre zu ihrer großen Zahl. Frau G. R., Liestal

Die Einsenderin Frau G. R. verweise ich auf meine Antwort an F. St., Zürich, die auch für ihr Votum gilt. Gerade wenn ein solcher Ballerinenschuh mit den Zehen festgehalten werden muß, ergibt dies ein wertvolles Training für die Fußmuskulatur.

Auch die flachen Absätze sind nicht frei von Schuld

Es ist sehr verdienstvoll, daß Dr. Sigg die Schuhfrage aufgeworfen hat. Besonders sein Angriff gegen die spitzen Formen ist nur zu berechtigen. Im Sinne der Verteidigung der mittleren Absätze gegen die flachen lassen sich aber einige Vorbehalte anbringen. Jeder Schuh, der eine gewisse Sprengung aufweist, hilft zur Stabilisierung des Fußes gegen seitliches Knicken. Viele Füße — sowohl solche mit einem kräftigen Längsgewölbe als auch „muskelschwache" Formen — sind daher mit Absätzen besser gestützt. Die vielen Träger von Hohlfüßen können in flachen Schuhen gar nicht gut gehen, da das hohe Längsgewölbe wie der Bogen einer Brücke im Schuh liegt und damit zu mannigfachen Beschwerden führen kann. So müssen männliche Hohlfußträger oft zu Einlagen Zuflucht nehmen, während man weibliche auf einen passenden Absatz hinweisen kann. Eindeutig abzulehnen sind die ganz flachen Absätze von Schuhen, die diesen Namen nicht verdienen. Sie verderben Gelenke und Muskeln und begünstigen die Entwicklung eines Knick-Senkfußes.

Auf die Vernunft kann aber in Belangen, die dem Diktator Mode unterworfen sind, nur selten abgestellt werden. Dr. med. H. F., Basel

Zu der Antwort von Dr. med. H. F., Basel, möchte ich bemerken, daß bis jetzt leider die größte Zahl der Orthopäden der Auffassung war, einer Frau sei mit mittelhohen Absätzen am besten gedient. Ich verstehe nicht, warum man auf mittelhohen Absätzen besser gestützt sein soll als auf einem breiten niedrigen

Absatz ähnlich dem des Männerschuhs. Ebensowenig sehe ich ein, weshalb Träger von Hohlfüßen hohe Absätze tragen sollen, die sie nötigen, das Gewicht auf die Zehenballen zu verlegen und so das geschwächte vordere Fußgewölbe noch mehr zu belasten und zu verbiegen.

Gerade solche Fußdeformitäten verschlechtern sich mit zunehmendem Alter, Krallen- und Hammerzehen und immer ausgeprägtere Spreizfußstellung entstehen. Ich konnte nie beobachten, daß der niedrige Herrenschuh oder der flache Damenschuh den Knick- oder Plattfuß fördert. Ein sehr ausgeprägter Plattfuß ist ja in den wenigsten Fällen erworben, sondern meist angeboren und hängt mit der Schuhform nicht zusammen.

Auch mit der Bemerkung, daß Schuhe mit ganz flachen Absätzen abzulehnen seien, bin ich nicht einverstanden. Damenschuhe mit flachen Absätzen verderben ebensowenig Gelenke und Muskeln als die flachen Männerschuhe es tun. Warum ziehen denn Männer nie Schuhe mit hohen Absätzen an? In einem Schuh mit einem ganz flachen Absatz kann die Fußmuskulatur in ähnlicher Weise betätigt werden wie dies beim barfußgehenden Naturmenschen der Fall ist. Aus diesem Grunde sehe ich nicht ein, weshalb ganz flache Absätze abzulehnen wären, am wenigsten dann, wenn sie an einem Schuh angebracht sind, dessen Kappe eine normal breite, nicht zugespitzte Form hat.

Vom Turnlehrer aus gesehen ...

Als Turn- und Reallehrer an der Mädchenrealschule Schaffhausen, sowie als technischer Leiter des Schweizerischen Frauenturnverbandes bin ich froh, wenn die Auffassung Dr. SIGGs von den Schuhfabriken ernst genommen wird. Es ist unglaublich, wie „standhaft" Mädchen und Frauen große Unbequemlichkeiten und gesundheitliche Schädigungen auf sich nehmen, um die Modetorheiten auf dem Schuhmarkt mitzumachen. Aber eben: „Eine Dumme findet stets einen Dümmeren, der sie bewundert."

Nach meinen Beobachtungen gilt: Je mehr die Mädchen und Frauen den natürlichen Bewegungsformen des Gehens und Laufens entfremdet sind, um so höher der Absatz Die indische Tänzerin Lilavati sieht ganz richtig. Wenn wir kleine Kinder, Mädchen und Knaben beim Gehen beobachten, sehen wir, daß sie weich und natürlich mit der Ferse aufsetzen, auf der Sohle abrollen und mit den Zehen greifen. Warum bemüht man sich in vielen Gymnastikschulen und teilweise beim Ballett, den Kindern und den Frauen einen künstlichen Gang (Aufsetzen mit dem Fußballen) anzulernen? Ist dies nicht auch eine Modeerscheinung im Hinblick auf Vorführungen, die von der anmutigen und natürlichen Form des Gehens entfremdet? Der estnische Gymnastikpädagoge Idla, ein Förderer des modernen Balletts, forciert zum Glück das natürliche Gehen.

Ein Kompliment darf man den Schuhfabriken nicht vorenthalten. Sie bemühen sich, für Kinder und Frauen leichtere Skischuhe auf den Markt zu bringen. Die unschönen und „klobigen" Skischuhe sind am Verschwinden. Herrlich wäre für die Unterländer-Mädchen ein Skischuh, der sich auch zum Wandern (Schulreisen, Ferienwanderungen usw.) eignet. M. K., Schaffhausen

Den ausgezeichneten Bemerkungen von M. K. kann ich nur voll und ganz zustimmen. Überall besteht die Angst, die Schaffung eines vernünftigen Schuhmodells könnte die Schuhfabriken finanziell schädigen. Ich bin aber überzeugt, das Gegenteil wäre der Fall, besonders wenn eine Reihe neuer und schöner Modelle hergestellt würde, mit ebensoviel Abwechslung in Farbe und Ausgestaltung, wie sie die jetzigen, anatomisch unrichtigen Formen aufweisen.

Endlich ein Rufer in der Wüste!

Wird man ihn hören? Werden ihm Frauen, Männer und Schuhfabrikanten Gehör schenken? Was heute mit unseren Füßen geschieht, ist ein grober Unfug, der sich bitter rächt. Die Tyrannei der Mode hat auf dem Gebiet der Fußbekleidung Formen angenommen, die jeder Vernunft Hohn sprechen. Während in den verflossenen Kriegsjahren allgemein einigermaßen zweckmäßige Schuhe gebaut wurden, ist heute der spitze, auf steilem, lächerlich dünnem Absatz stehende Schuh Trumpf.

Wer den Berichten über die Schuhmode Aufmerksamkeit schenkt, wird darin ein ziemlich einhelliges Lob über die törichten und überaus schädlichen Schuhe finden. Nur ganz vereinzelte Leute von der Feder wagen es, etwa einen Hinweis auf die Torheit der Schuhmode einzuflechten. Warum sind die Journalistinnen und Journalisten so behutsam, so wenig objektiv in ihrem Urteil?

Eine Schuhfabrik, die den Mut aufbrächte, nur vernünftiges, dem Fuß angepaßtes Schuhwerk zu fabrizieren, dem die Createure die ganze Fülle ihrer Einfälle zuteil werden ließen, müßte doch wohl Absatz für ihre Produkte finden, wenn sie von einer verantwortungsbewußten Presse unterstützt würde. Man darf wohl auch daran erinnern, daß es große Frauen mit entsprechenden Füßen ganz besonders schwer haben, genügend große und breite Schuhe zu finden.

Frau U. A., Kilchberg (Zürich)

Auch die Meinung von Frau U. A. kann ich nur unterstützen. Wenn chirurgische Eingriffe, wie die Entfernung der kleinen Zehe oder das Zusammenfügen der vierten und fünften Zehe vorgenommen werden, nur um die Füße in möglichst schmale und spitze Schuhe zwängen zu können, wie dies aus Frankreich und England gemeldet wird, so kann etwas in unserer Fußbekleidung nicht stimmen.

Ich bin nicht der einzige, der schon wiederholt die Schuhfabrikanten bat, wenigstens ab und zu, neben den schlechten Schuhen einige gute Modelle herzustellen. Einen ersten Schritt in dieser Richtung bedeuten die auf S. 27/28 wiedergegebenen Schuhe. Wenn physiologische Schuhformen nicht verkauft werden können, dann sicher nur darum, weil solche Modelle in der klobigen Form sogenannter Gesundheitsschuhe hergestellt werden. Es läßt sich aber sicher auch ein anatomisch gut gebauter Schuh sehr elegant und fein ausführen und zugleich abwechslungsreich gestalten.

Für einen gemeinsamen Appell der Frauen

Wie wäre es nun, wenn wir Frauen und Töchter uns zusammentäten, um einen gemeinsamen Appell an die Schuhfabrikanten zu richten, Schuhe mit gerader Innenlinie zu fabrizieren? Gewiß ist es das Bestreben jeder Frau und jeder Tochter, auch noch im Alter von 50 und mehr Jahren gesunde Füße und Beine zu haben, denn auch dies ist eine Voraussetzung für ein jugendliches Erscheinen, nach dem jede Frau trachtet. Jede will so lange als möglich jung sein, aber geschwollene Beine und Krampfadern und mißgestaltete Füße strafen das mit aller möglichen Kosmetik angefrischte Gesicht Lügen. Darum Zusammenschluß, die Ärzte haben wir ja auf unserer Seite! Frl. B. R., Full

Bei meinen Verhandlungen mit den verschiedenen Schuhfabrikanten, für besseres Schuhwerk, habe ich ähnliche Argumente vorgebracht, wie die von Frl. B. R. angeführten. Aber erst jetzt, kurz vor der Publikation dieser Schrift, interessieren sich nach jahrelangen Bemühungen meinerseits, die Fabriken für die Herstellung fußgerechter Schuhe.

Für jeden Fuß den passenden Schuh

Es ist wirklich so: Man hat die größte Mühe, einen vernünftigen Schuh zu finden. Gerade „Frauen von einem gewissen Alter an" wären wohl in ungezählten Fällen dankbar, einen physiologisch richtig gebauten Schuh zu finden. Allerdings gerade Absätze eignen sich nicht für jeden Fuß; ein niedriger, aber etwas abgeschrägter Absatz würde wohl von mancher mühseligen Fußgängerin als Wohltat empfunden. Und gerade diese Schuhart ist fast nicht erhältlich — wenigstens nicht in jedem Jahr. Das ist ja überhaupt die Crux jedes Schuhkaufes, daß es kaum je möglich ist, ein zweites Mal eine Form zu bekommen, mit der man einmal zufrieden war.

Besonders schwierig ist es bei schon deformierten Füßen, einen an der Innenseite einigermaßen geraden Schuh aufzutreiben. Müßte hier nicht der Arzt eine Art Rezept ausstellen?

Zugegeben, es gibt überaus zahlreiche Fußformen und Zehenverhältnisse. Eine Fülle von Schuhtypen wäre nötig. Es ist daher einigermaßen verständlich, daß die Fabriken fürchten, für angepaßte Schuhe nicht den nötigen Absatz zu finden. Aber eine Umfrage würde sie vielleicht in erstaunlicher Weise belehren, wie groß die Nachfrage nach physiologisch richtigem Schuhwerk ist — sofern es nur ein bißchen nett ausschaut, nicht zu schwer und geschmeidig ist. Richtig lanciert, könnte dieser Fabrikationszweig geradezu revolutionierend auf die Fußtracht wirken, und die Schuhindustrie hätte, neben der Befriedigung, eine wirkliche kulturelle Tat vollbracht zu haben, einen viel regelmäßigeren Gewinn.

Frl. E. Sp., Basel

Meine Antwort an Frl. E. Sp. deckt sich weitgehend mit der M. K. und U. A. gegebenen. Meiner Ansicht nach müßte es eine interessante und schöpferische Aufgabe sein, Zweckmäßigkeit und Schönheit harmonisch zu einem neuen Ganzen zu verbinden.

Möglichste Nachahmung der Natur

Ich möchte die interessanten Ausführungen von Dr. SIGG voll und ganz unterstreichen und dazu ergänzend beifügen, daß auch der harte Asphaltboden unserer Städte das Seinige zur Entartung unserer Füße beigetragen hat. Im weichen Naturboden gräbt sich unser Fuß sozusagen „greifend" ein, während er auf dem harten Asphalt als „Senkfuß" nach innen umkippt, so daß wir dann unsere Absätze durch eine entsprechend verkrampfte Gewichtsverlegung nach außen abzunutzen pflegen. Auch Krampfadernbildung, Ischias, Lumbago, vorzeitige Knie- und Hüftgelenkabnutzung und dergleichen wird durch diese falsche Statik begünstigt, zumal schon der aufrechte Gang von der Natur ursprünglich ja gar nicht vorgesehen war. Nach langen Märschen auf Asphalt kann es sogar zu eigentlichen „Ermüdungsfrakturen" kommen! Hier erweist sich also eine entsprechende Modellierung der Sohlen, wie wir sie bei den „Reformsandalen" finden, als unerläßlich, und zwar nicht nur als Korrektur des Senkfußes, sondern um gewissermaßen das Einsinken im Naturboden nachzuahmen! Dabei sind für solche eingebauten oder auswechselbaren Einlagen die sogenannten Spreizfußpolster überflüssig, da bei genügender Stützung des hinteren Fußgewölbes das vordere gar nicht mehr einsinken kann.

Dr. med. H. S., Bern

Sicher ist der weiche Naturboden für jeden Fuß mit oder ohne Schuhe bedeutend gesünder als Steinpflaster oder Asphaltbelag, deshalb ist auch ein stundenlanges Gehen auf weichem Boden viel weniger ermüdend als auf harter Unterlage. In solchen Fällen teile ich die Meinung von Herrn Dr. med. H. S., Bern, daß, um Ermüdungsfrakturen vorzubeugen, eine entsprechende Modellierung der Sohlen unerläßlich ist.

Weitere Wünsche an die Schuhfabrikanten

In jeder Schuhfabrik sollte ein Orthopäde tätig sein, der die Entwürfe neuer Schuhmodelle vom gesundheitlichen Standpunkt aus begutachten würde.

Die meisten Trotteurs werden heute mit dieser neuen Gummisohle (Aircrêpe oder wie sie heißt) hergestellt. Gummisohlen sind an sich schon ungesund, da der Fuß nicht durch die Sohle atmen kann; diese Sohlen sind es jedoch ganz besonders, da sie direkt am Schuh, ohne jede Lederzwischensohle, befestigt sind. Der Fuß liegt also auf der Gummisohle, und da ist es kein Wunder, wenn man Fußbrennen bekommt (ich spreche aus Erfahrung!).

Fast alle Schuhe sind topfeben. Das Fußgewölbe hat keine Stütze und beginnt sich mit der Zeit zu senken. Meines Erachtens sollten die Schuhe eine dem normalen Fuß entsprechende Längswölbung aufweisen. Leute mit besonders starker Wölbung (Hohlfuß) müssen eben Einlagen tragen oder sich eine Stütze einbauen lassen. Auch Kinderschuhe sollten durchwegs mit einer eingebauten Fußstütze hergestellt werden. J. D.-W., Basel

Die Feststellung von J. D.-W., daß das Tragen von Gummisohlen gelegentlich recht unangenehme Folgen hat, kann ich bestätigen. Viele Träger solcher Sohlen ermüden rascher, besonders dann, wenn sie im Zimmer arbeiten müssen. Trotzdem wird die Gummisohle der Ledersohle oft vorgezogen, weil sie am Boden gut haftet und vor Nässe besser schützt. Ist der Schuh sonst luftig gebaut, so kann die mangelnde, durch die Gummisohle verhinderte Ventilation, ausgeglichen werden.

Ich glaube nicht, daß eine eingebaute Fußstütze für einen normalen Fuß unbedingt nötig ist. Fußstützen sind angezeigt für Leute mit bereits ermüdeten und verdorbenen „Flachfüßen".

Ratschläge

Zum Schluß sei allen, denen daran liegt, bis ins hohe Alter ihre Füße gesund und leistungsfähig zu erhalten, die Befolgung der nachstehenden Ratschläge empfohlen:

1. **Trage niemals hohe Absätze.** Der hohe Absatz des Damenschuhs ist die größte und schädlichste Unsitte der heutigen Schuhmode. Bei hohen Absätzen lastet das Körpergewicht auf den Zehen, die, in spitze Vorderkappen gezwängt, verkrüppeln. Beim hohen Absatz rutscht der Fuß auf der schiefen Ebene, welche die Sohle bildet, nach vorne. Dadurch werden die Zehen seitlich zusammengedrückt und in Beugestellung gezwängt. Es entstehen Hammerzehen und seitliche Abwinkelung. Aber auch Knie-, Hüftgelenke und Lendenwirbelsäule werden durch falsche Belastung in Mitleidenschaft gezogen. Dies ist der Grund, weshalb Arthrosen der Knie- und Hüftgelenke bei Frauen häufiger vorkommen als bei Männern. Überdies wird die ganze Haltung der Frau, die auf hohen Absätzen geht, verkrampft und unschön. In bezug auf die Absatzhöhe sind die modernen Ballerina Slaps ohne Absatz oder Frauenschuhe, deren Absatzhöhe ½—2 cm nicht übersteigt, am besten. Der Absatz soll auch genügend breit sein.

2. **Vermeide jede spitze Schuhform. Kaufe nur Schuhe, deren Innenrand,** also die Linie, welche die Großzehe mit der Ferse verbindet, möglichst **gerade verläuft.** Die Großzehe liegt, wie dies an jedem unverdorbenen Kinder- oder Negerfuß ersichtlich ist, in der Verlängerung des inneren Fußrandes und ist normalerweise nicht gegen außen abgebogen. Unser Schuhwerk, besonders wenn es zu klein und mit spitz verlaufenden Kappen gewählt wird, zwingt aber die Großzehe zu einer Abwinkelung (Hallux valgus)[15]. Ist diese Schiefstellung einmal

entstanden, so hat sie die Tendenz, sich zu vergrößern, und so kommt es früher oder später zu Krüppelfüßen, bei denen die Großzehe so stark nach außen abgewinkelt ist, daß sie sogar die zweite und dritte Zehe kreuzt. Selbstverständlich ist ein Mensch, dessen Füße derart verkümmert sind, unfähig, ohne Schmerzen zu gehen, geschweige denn längere Märsche zu unternehmen. Besonders wichtig ist es, daß Kinderschuhe den anatomisch richtig verlaufenden geradlinigen Schuhinnenrand aufweisen.

Selbst in der Herrenschuhmode sind die spitzen Formen aufgekommen. Wird dieser Verirrung nicht baldigst offener Kampf angesagt, so gehen auch die Männerfüße unweigerlich der Entartung entgegen. Richtig wäre eine Kappe, die nicht nur genügend hoch sondern auch breit genug ist.

3. **Trage keine zu kleinen Schuhe.** Der zu kleine Schuh zwingt die Zehen in eine Beugestellung. Er gestattet während des Gehens kein normales Spiel der Sehnen und Muskeln, so daß mit der Zeit Versteifungen, insbesondere die sogenannten Krallenzehen, entstehen können. Bei Kindern ist es besonders wichtig, die Schuhe nie so lange tragen zu lassen, bis sie zu klein sind[5]. Statistiken haben gezeigt, daß 60% aller Fußkrankheiten vor dem 17. Jahr erworben sind[18]. Der kindliche, noch im Wachstum befindliche Fuß ist gegen deformierende Einflüsse besonders empfindlich.

Im übrigen wird der Kauf von Kinderschuhen die kleinsten Schwierigkeiten bereiten, da sich hier die besten Formen finden. Es ist nur darauf zu achten, daß sowohl Sohle als Oberleder nicht aus zu starrem Material bestehen.

Literatur

[1] DEBRUNNER, H.: Das menschliche Bein, seine Leistung, sein Versagen. Frauen und ihre Welt, Bd. 3, S. 185, Verlag Gefag, Basel (1955).

[2] Der Große Brockhaus: Mode-Übersicht, Bd. 8 (M), (1955).

[3] FORRER, R.: Archäologisches zur Geschichte des Schuhs. Verlag des Bally-Schuhmuseums, Schönenwerd (1942).

[4] HEIM, A.: Schuhe oder Füße? Die Alpen, Heft 1. Stämpfli-Verlag, Bern (1941).

[5] HOHMANN, G.: Das Kind und sein Fuß. Gesellschaft zur Förderung der Fußgesundheit e. V., München 19, 1954.

[6] HOHMANN, G.: Der Mann und sein Fuß. Gesellschaft zur Förderung der Fußgesundheit e. V., München 19, 1954.

[7] HOHMANN, G.: Die Frau und ihr Fuß. Gesellschaft zur Förderung der Fußgesundheit e. V., München 19, 1954.

[8] HOHMANN, G.: Fuß und Bein. Ihre Erkrankungen und deren Behandlung. 5., ergänzte Auflage. Bergmann Verlag, München (1951).

[9] HOHMANN, G.: Vom Fuß und seinen Fehlern. Die Medizinische, Schattauer Verlag, Stuttgart, 26. Jan. (1952).

[10] HOHMANN, G.: Von Fuß und Bein. Schweiz. Medizinische Wochenschrift, Benno Schwabe Verlag, Basel, Nr. 47, S. 1264 (1950).

[11] HOHMANN, G.: Zur Verhütung von Fußfehlern und Fußkrankheiten. Der Landarzt, Hippokrates Verlag, Stuttgart, Heft 31, 10. Nov. (1953).

[12] MACIY, H.: Brandsohlenkonstruktion im Spiegel der Zeit. „Schuh-Technik", Heft 12. Hüthig-Verlag, Heidelberg (1954).

[13] PUSCH, G.: Über Entstehung und Verhütung des Plattfußes im Kindesalter. Z. Orthop., 66. Bd., 3. Heft. Enke-Verlag, Stuttgart (1937).

[14] SCHLEGEL, K. F.: Lübecker Kinderschuhe. Presseinformation anläßlich der Deutschen Fußgesundheitswoche. München 19, 1954.

[15] SCHLEGEL, K. F.: Wie und wann entsteht der Hallux valgus? Medizinische Klinik, Nr. 496, München, 1954.

[16] SCHMIDT-SCHÜTT, M.: Über den normalen Fuß und sein Verhältnis zum Schuh. Zeitschrift für Orthopädie und ihre Grenzgebiete. Ferdinand Enke Verlag, Stuttgart, 69. Bd., 4. Heft (1939).

[17] SUTERMEISTER, H.: Zum Thema „Mode und Medizin". Praxis, Nr. 46, Nov. Hallwag-Verlag, Bern (1948).

[18] THOMSEN, W.: Die Fuß-Fibel. Fußgesundheitswoche 1953. Gesellschaft zur Förderung der Fußgesundheit e. V., München 19.

[19] THOMSEN, W.: Gesunde Füße, gesunder Mensch. Wegweiser zur Fußgesundheit. 2. Auflage, Umschau Verlag, Frankfurt a. M. (1951).

[20] THOMSEN, W.: Kampf der Fußschwäche. 3. Auflage, J. F. Lehmanns Verlag, München-Berlin (1944).

[21] WETZEL, J.: Der Fuß trägt das Gewicht des Körpers. Die Gesundheit. Nr. 4, Konkordat der Schweiz. Krankenkassen, Zürich (1958).

[22] ***: Schuhgrundarbeit und Gehfunktion. Schuh und Fuß. Fachzeitung für Berufskultur: Fußorthopädie, Fußhilfe, Fachschulung, Schuhreparatur. Nr. 31/32, S. 23, 30. Nov., Verlag C. E. Reich, Gelsenkirchen (1950).

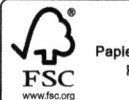

MIX
Papier aus verantwortungsvollen Quellen
Paper from responsible sources
FSC® C105338

If you have any concerns about our products,
you can contact us on
ProductSafety@springernature.com

In case Publisher is established outside the EU,
the EU authorized representative is:
**Springer Nature Customer Service Center GmbH
Europaplatz 3, 69115 Heidelberg, Germany**

Printed by Libri Plureos GmbH
in Hamburg, Germany